KNAUR

**»Das kann ich später auch noch machen.« Diesen Satz streichen Samad und ich aus unseren Gedanken, denn worauf warten wir eigentlich?** *Karoline Nuckel*

»Sie werden sterben. Nicht heute, nicht morgen, aber mehr als fünf Jahre bleiben Ihnen nicht!« Als die Ärztin sie mit ihrer eigenen Endlichkeit konfrontiert, stellen sich für Karoline Nuckel alle Fragen neu: Wie soll sie von nun an ihr Leben führen? Ihre Partnerschaft? Was ist mit ihren Träumen und Plänen?

Karoline Nuckel und ihr Partner Samad Berdjas entscheiden sich für die Gegenwart und beginnen damit, Haken auf ihrer Wunschliste zu machen: Sie kaufen ein Haus, weil sie sich in die Bruchbude verliebt haben. Sie essen Gänsekeule mit Klößen, machen endlich ihre Traumreise. Und sie sprechen über die unausweichlichen Ängste: Halten wir das aus? Was kommt danach? Das Paar zeigt: Wir alle sollten diese wichtigen Gespräche nicht auf später verschieben und uns die Wünsche auf unserer Bucketlist Stück für Stück erfüllen.

Das Buch ist ein Plädoyer für das Leben und gibt Antworten auf Fragen, denen wir uns alle irgendwann stellen müssen.

**Karoline Nuckel** wurde 1985 in Schleswig-Holstein geboren. In Göttingen und Frankreich studierte sie Literatur- und Kulturwissenschaften. Währenddessen war sie beim deutsch-französischen TV-Sender *ARTE* in Straßburg tätig. Heute lebt Karoline Nuckel in Berlin und schreibt regelmäßig für das *ARTE-Magazin*.

**Samad Berdjas,** Jahrgang 1981, studierte Kommunikationswissenschaften in Berlin und Mexiko, anschließend promovierte er. Heute engagiert er sich im Berliner Kompetenzzentrum *BQN* für mehr Diversität in der Verwaltung. Mit seiner Tochter und seiner Lebensgefährtin Karoline Nuckel lebt er in Berlin.

KAROLINE NUCKEL
SAMAD BERDJAS

# Wer im Jetzt lacht, lebt am besten

Unser Wunschzettel für die Zeit, die uns bleibt

KNAUR

Diese Geschichte gibt die Erinnerungen der Autor*innen wieder, die mit denen der erwähnten Personen möglicherweise nicht immer identisch sind. Einige der Personen im Text sind aus Gründen des Persönlichkeitsschutzes anonymisiert.

**Inhaltswarnung:**
Dieses Buch enthält potenziell triggernde Inhalte zu den Themen Krankheit und Tod.

**Besuchen Sie uns im Internet:**
**www.droemer-knaur.de**

Die Verlagsgruppe Droemer Knaur hat sich zu einer nachhaltigen Buchproduktion verpflichtet. Gemeinsam mit unseren Partnern und Lieferanten setzen wir uns für eine klimaneutrale Buchproduktion ein, die den Erwerb von Klimazertifikaten zur Kompensation des $CO_2$-Ausstoßes einschließt. Weitere Informationen finden Sie unter www.klimaneutralerverlag.de

FSC www.fsc.org MIX Papier | Fördert gute Waldnutzung FSC® C083411

Originalausgabe August 2023

Ein Imprint der Verlagsgruppe
Droemer Knaur GmbH & Co. KG, München

Redaktion: Katharina Marisa Katz
Covergestaltung: ZERO Werbeagentur, München
Coverabbildung: Collage unter Verwendung von Shutterstock.com
Satz und Layout: Adobe InDesign im Verlag
Druck und Bindung: CPI books GmbH, Leck
ISBN 978-3-426-28631-9

2 4 5 3 1

# Inhalt

# Vorwort

Das Buch

Karo und Samad. Samad und Karo. Wir sind ein Paar in den Dreißigern, das in Berlin lebt und wie fast alle in diesem Alter und in einer gewissen Lebensphase davon ausgeht, das Leben würde ewig weitergehen. Doch in unserem Fall ist es anders. Am 28. August 2020 wurde aus unserem ewig ein endlich. Karo erhielt die erschütternde Diagnose: Krebs. Mit 34. Metastasiert. Heilungschancen gering. Zuerst dachten wir noch, wir gehören zu den wenigen Ausnahmen. Ein Wunder. Das muss doch zu schaffen sein. Wir sind jung.

Karo fängt an, darüber zu schreiben. Am Anfang steht die Hoffnung in großen Lettern auf dem Display, manövriert sich durch kleine Szenen, blitzt durch erste Behandlungserfolge durch.

Doch leider wird die Krankheit stärker. Heilung rückt in weite Ferne. Unsere Beziehungszeit ist plötzlich begrenzt. Keine Lebensplanung mehr. Bald kein gemeinsames Leben mehr. Die geschätzte Zeit, die bleibt, wird immer kürzer. Was bedeutet das für uns? Als Mensch, als Paar?

Wir machen weiter. Mit dem Leben. Dem Auskosten. Von allem. Jetzt noch viel mehr als vorher. Und wir schreiben darüber. Irgendwann gemeinsam. Insgesamt erzählt Karo mehr, vor allem in der ersten Hälfte des

Buches, da sie mit dem Schreiben angefangen hat und auch, da die Krankheit auf sie die größte Auswirkung hat, auf verschiedenen Ebenen. Das Buch als Ganzes, jedes Wort von uns, soll dabei zeigen, wie wertvoll jeder einzelne Moment unseres Daseins ist. Im Glauben daran, dass alles immer irgendwie weitergeht, vergessen wir genau das alles leider allzu oft. Alles, was wirklich zählt, liegt im Jetzt, nicht im Gestern oder im Morgen.

Dieses Buch wird für uns beide gerade zum wichtigsten Projekt – und womöglich auch zu unserem letzten. Darum erzählen wir im Wechsel unsere Geschichte. Zeigen auf, woran wir zu zerbrechen drohen und woran wir wachsen. Jetzt erst recht. Ein Plädoyer für das gemeinsame Erleben und Anpacken. Kein Warten mehr. Weil es am Ende für alle darum geht. Nicht nur für uns.

# Prolog

Karo.
MAI 2022. ALLES NEU

Es ist vorbei. Der ganze Kampf, die Hoffnung auf Heilung, alles vorbei. Nach zwei Jahren voller Chemotherapien und Operationen erwidert meine Onkologin Dr. Annen meinen Blick. Ich habe den Eindruck, wir beide erinnern uns an unseren Deal, den wir vor Monaten vereinbart hatten. Dass sie mir ehrlich sagen wird, ob sie die letzten, lebenswichtigen Operationen noch immer für möglich hält. Und dann spricht sie diesen einen Satz aus, der sich in mein Gedächtnis einbrennt wie Feuer: »Sie werden an dieser Krankheit versterben.« Plötzlich engt mich meine FFP2-Maske ein. Eine Welle großer Hitze überflutet mich, mein Brustkorb verengt sich und ich spüre, wie Tränen hinter der Maske herunterlaufen. Ich wage es nicht, die eine Frage zu stellen, die mir so klischeehaft vorkommt, als säße ich mitten in einer Filmkulisse. Vielleicht habe ich aber auch einfach Angst vor der Antwort. »Wie lange bleibt mir noch?«

Die Worte um mich herum verschwimmen, ich bin zwar in diesem Raum, doch ich schwebe, bin in Watte gehüllt, höre Dr. Annen nur aus der Ferne, spüre Kälte, von allen Seiten, auch von rechts. Dort, wo mein Freund Samad sitzt, der mit seinem bebenden Schweigen den gesamten Raum füllt, so kommt es mir vor.

Ich schlucke den Gedanken herunter und auch Samad geht die Frage nicht über die Lippen. Niemand wird sie beantworten an diesem absurd schönen sommerlichen Tag im Mai. Ich weiß nicht mal mehr, wie ich den Raum verlasse, was ich sage oder Dr. Annen. Schweigend gehen Samad und ich die Gänge der Klinik entlang nach draußen, wo wir von umherwehendem Blütenstaub umgeben sind. »Ich sage mal meine Arbeitstermine am Nachmittag ab«, sagt er mit leerem Blick. »Dann rufe ich mal meine Eltern an«, erwidere ich. Während Samad auf einer Bank im Halbschatten sitzt und in sein Handy tippt, schlendere ich über das parkartig angelegte Gelände des Klinikums und wähle über mein Handy-Adressbuch »Papa«. Mir geht der Satz von Dr. Annen nicht aus dem Kopf, und dennoch bringe ich es nicht übers Herz, diese Worte meinen Eltern zu sagen. Sie verstehen auch so, wie ernst es ist. Bei jeder Kommunikation dieser Art ist es einfach so verdammt schwierig, das richtige Maß zwischen Hoffnung und Verzweiflung zu finden.

Ich erinnere mich an all jene Gefühle, die kurz nach der Krebsdiagnose am 28. August 2020 in mir herumwuselten. All das kommt nun wieder hoch. Samad und ich halten uns ganz fest an den Händen und gehen schweigend zum Auto. Samads Tochter Lara wird an diesem Nachmittag zu uns kommen, fällt mir ein. Eine fordernde Situation und zugleich ein beruhigendes Stück Normalität. Zurück in Kreuzberg finden wir recht schnell einen Parkplatz und setzen uns am Lausitzer Platz in die Sonne, um uns Sommerrollen zu bestellen. Wir reden, können beide nicht fassen, dass es das jetzt gewesen sein soll. Der kalte grüne Eistee mit den großen Limettenstücken tut so gut. Und auch die Sommerrollen schmecken intensiv. Ich genieße jeden Bissen und kann immer noch nicht glauben, dass ich nun, nach diesem fast zweijährigen Kampf, nach so vielen Tiefs und auch Hochs, tatsächlich mit meinen 36 Jahren kurz vor dem Tod stehe. Weil mein Körper und auch die Medizin dem klugen Krebs nichts Wirkungsvolles mehr entgegenzusetzen haben. Das kann einfach nicht echt sein.

Karo.
## RÜCKBLICK

Als ich am 2. Januar 2016 aus meinem vollgepackten Auto steige und die eisige Berliner Stadtluft zum ersten Mal einatme, fange ich an zu lächeln, denn trotz der bitteren Kälte ist mir irgendwie warm ums Herz. Für einen neuen Job als Redakteurin ziehe ich von Hamburg hierher in eine WG mit dem Urberliner Simon. In unserer Küche in Friedrichshain werden wir fortan viele Nächte durchquatschen, feiern gehen und große Fahrradtouren quer durch die Stadtteile Berlins machen. Um mich herum leben zu dieser Zeit einige Freunde, die ich aus früheren Tagen und anderen Städten kenne. Berlin erlebe ich wie ein großes Fest, alles saugt mich in den ersten Monaten dermaßen ein, ich fühle mich leicht und überhaupt nicht fremd.

Noch im selben Jahr lerne ich über eine Dating-App Samad kennen. Zwischen den schon halb leer geräumten Ständen der Markthalle Neun mit ihren geschwungenen grünen Eisenkonstruktionen, mitten im Stadtteil Kreuzberg, verabreden wir uns an einem Freitag im Dezember. Als dieser Typ mit dunkelbraunem Haar und Dreitagebart mit zwei Gläsern Weißwein langsam in meine Richtung kommt, ahne ich bereits, dass wir an jenem Abend nicht so früh ins Bett gehen werden. Wir lachen, trinken, wollen nicht schlafen gehen. Und beschließen Anfang 2017, dass wir von nun an gemeinsam das Leben feiern wollen.

Samad.
KENNENLERNEN

In der Markthalle Neun fängt es an mit uns. Ein Freitagabend. Viele wundervolle Freitage sollten folgen. Ich sehe sie mir gegenübersitzen, hinter ihr die gut sortierte Auslage einer Weinhandlung. Sie wirkt jung und patent. Ein Pferd, okay. Redakteurin beim ARTE-Magazin, oho. Ich war schon etwas genervt vom Dating, von der anstrengenden Kommunikation auf den Plattformen. Hatte beschlossen, nur noch einmal am Tag reinzuschauen, nur eine Nachricht am Tag zu versenden. Eine davon ging an Karo. Auf ihrem Profilbild, das sehe ich noch genau vor mir, lacht sie verlegen an einem Sommertag. In einem wundervoll extravaganten Kleid. Auf einem weiteren steht sie auf einem Longboard. Aneto, das Pferd, ist erst mal nicht zu sehen.

Von der Markthalle führt der Weg nach dem Beschnuppern direkt ins Lerchen und Eulen, eine beliebte Bar um die Ecke. Wie immer prall gefüllt, aber wir finden einen Platz für zwei am Fenster. Es folgt noch Wein, dann Gin Tonic. Weiter geht es ins Rias. Meine Hausbar, tatsächlich direkt vor der Haustür. Das Rias bietet zu der Zeit teure Cocktails und ein wenig Zwanzigerjahre-Charme. Ich kenne den Barkeeper beim Namen und wir bestellen nach. Der Weg zu mir ist nicht weit.

Am nächsten Morgen streife ich wieder durch die Markthalle, besorge schnell ein paar Leckereien für das Frühstück. Ordentlich verkatert sitzen wir auf meinem alten Sofa. Karo schickt mir später ein Live-Video von »Without You I'm Nothing«. David Bowie und Placebo. Wir hatten darüber gesprochen. Ein unglaublich poetischer Song, der irgendwie zu unserer Hymne wird.

Ich brauche eine Weile, bis ich mich richtig einlassen kann. Noch gebrannt vom letzten Versuch. Vorsicht beim Verlieben. Aber es hat früh klick gemacht. Was genau da klickte? Wer kann das schon sagen. In jedem Fall beginnt eine unbeschwerte Zeit. Eine aufregende Zeit. Im Sommer 2017 geht es nach Frankreich auf die Weinstraße im Elsass und in die Provence.

Samad.

## BERLINER BOHEME

Was wollen wir vom Leben? Wir dachten lange, dass wir diese Entscheidung noch etwas aufschieben können. Zeit gewinnen. Noch nicht ganz festlegen. In der Zwischenzeit möglichst viel Spaß haben. Und warum auch nicht? Wir waren in Berlin, der Hauptstadt der Boheme. Wahrscheinlich war gerade Sommer, alles war entspannt. Wir sind beide extrem privilegiert, bürgerliche Familienhintergründe. Beide als weiß gelesen. Wir konnten einfach in einen Club an der Spree gehen, auf Brettern tanzen. Spannende Menschen kennenlernen. Spannende Jobs haben, die sogar Sinn machen. Einmal die Woche zur Therapiesitzung gehen. Freitags mit Crémant anstoßen.

Da steckten doch irgendwie viele Samen eines anderen Lebensmodells drin. Mein Opa war Pfarrer im Westerwald und seine Töchter durften sich sonntags nicht dreckig machen. Was hatten wir es gut im Vergleich. Früchte ernten von Befreiungsbewegungen und Wohlstand.

Wo sollte das hinführen? Unklar, vielleicht doch in den Prenzlauer Berg mit Kindern und zu viel Arbeit. Vielleicht auch erst mal nur zum nächsten Freitags-Feierabendbier. Warum festlegen? Wir haben doch Zeit.

Karo.

## SINNSUCHE

Sommer 2020. Die Pandemie, von der wir nahezu naiv glauben, dass sie schnell vorüberziehen wird, macht es sich gerade erst gemütlich. Seit zwei Jahren toben Samad und ich durch unsere gemeinsame Wohnung in Kreuzberg, mit seiner siebenjährigen Tochter Lara, die jeden zweiten Tag bei uns ist. Mein Pferd Aneto, um das ich mich seit rund 20 Jahren kümmere, lebt nun ebenfalls in meiner Nähe, in einem Reitstall am nordöstlichen Stadtrand. Ich fühle mich gesund, bin jung und denke nicht daran, jemals eine schwere Krankheit zu bekommen. Doch dann wird dieser Sommer so unerträglich heiß und ich merke, dass ich immer weniger Appetit habe. Außerdem ist da etwas Hartes rechts an meinem Bauch.

Kurz vor meiner Diagnose im Jahr 2020 sind Samad und ich seit fast vier Jahren zusammen. Wir haben gemeinsam gelacht, abends in Bars abgehangen, zusammen die verlockendsten Leckereien ausprobiert. Am

Anfang hat das alles gut funktioniert – das Feiern, die Unbeschwertheit, ein gutes Gefühl. Doch nach einigen Jahren Beziehung, mit Mitte, Ende 30, kamen die großen Sinnfragen auf uns zu. Ist das das Leben, das wir wollen? Unter der Woche zu viel Arbeit, Verpflichtungen mit Kind und Pferd, pandemiebedingt dann auch noch Homeoffice in der kleinen Wohnung, Haushalt schmeißen, drüber streiten. Zum Runterkommen am Wochenende den Crémant aufmachen, nicht heute drüber reden oder nachdenken, lieber morgen. Oder übermorgen. So blitzten durch unsere Zweisamkeit immer häufiger Gedanken, die sich langsam zu einer Art Feuerball zusammentaten. Wie eine verfrühte Midlife-Crisis schwebte eine Frage über unseren Köpfen: »Soll das für lange Zeit unser Leben bleiben?«

Wir diskutierten darüber, ob an die Stelle der Flasche Wein zu Hause am Freitag nicht ein neues Hobby treten könnte, Tennis vielleicht oder Yoga? Wie könnten wir Ruhe in unsere Leben und in unsere Beziehung bringen, ohne dabei Gefahr zu laufen, dass wir uns langweilen?

Wir versuchten es mit Sport und Meditation und trotzdem war der Abend mit gutem Essen und Rotwein viel zu oft viel zu verlockend. Doch so amüsant die zahlreichen Stunden waren, so häufig haben wir uns irgendwann auch gestritten. Weil sich eine dezente Unzufriedenheit breitgemacht hat, über das Verharren im Immergleichen. Mit diesen Fragen landeten wir schließlich auf der ganz klassischen roten Couch von Beziehungscoach Herbert Hahn.

Was können die nächsten Schritte unserer Beziehung sein? Wollen wir uns eine Wohnung kaufen? Wollen wir ein gemeinsames Kind? Darüber hatten wir schon gesprochen, doch ganz konkret sind wir nie geworden. Wir wussten nur, was wir nicht wollten: den klassischen Weg mit Reihenhaus im Vorort – berufstätiger Mann, Teilzeitarbeit der Frau, all das besiegelt mit Ehering und einer weißen Tüllschleife am Hochzeitskleid. Bis dass der Tod – oder eben der Rechtsanwalt – uns scheidet.

Aber was wollten wir stattdessen, wenn es eben auch nicht ein Leben lang die wilde Boheme bleiben konnte? In seinem hellen Raum mit hohen Decken lachte Herr Hahn warm, als er sagte: »Sie wollen also jenseits des klassischen Weges die nächsten gemeinsamen Schritte machen, wissen aber nicht wie?« Das traf es ziemlich gut und so verließen wir den Coachingraum nach 90 Minuten intensivem Gespräch und mit 200 Euro weniger in der Tasche – mit dem Plan, nach konkreten Wachstumsmöglichkeiten für unsere Beziehung zu suchen. Es fühlte sich gut an, nach dem Suchen einer neuen Perspektive, nach frischem Wind und guten Gedanken.

Karo.

## ABCHECKEN

Dennoch bleibt es anspruchsvoll, den Raum für diese Suche zu schaffen. Immer wieder Stress, wenig Bewegung durchs Homeoffice, die Hitze des Sommers – dass all das auch meinen Appetit drosseln und für einen empfindlichen Magen sorgen kann, scheint mir nur logisch. Also gehe ich am 24. August 2020 zu meiner Hausärztin und erzähle ihr, fast nebenbei, von einer Verhärtung rechts am Bauch, die mir ein paar Tage zuvor aufgefallen war. Als sie den Bereich abtastet, schaut sie kurz sorgenvoll und schickt mich direkt ins Krankenhaus.

So sitze ich am Nachmittag in einer Notaufnahme, umgeben von Menschen mit Platzwunden oder allergischen Reaktionen auf Wespenstiche, aber auch inmitten von in der Klinik bekannten Drogenabhängigen und Alkoholikern vom Kottbusser Tor, zum Teil von der Polizei begleitet oder gar am Bett fixiert. Ich fühle mich fehl am Platz, ich habe ja nicht mal Schmerzen. Am liebsten möchte ich mich bei jedem Mitarbeiter des Krankenhauses entschuldigen, weil es mir eigentlich viel zu gut geht für die Notaufnahme, dieser Gedanke schießt mir während der folgenden drei Stunden im Wartezimmer immer wieder durch den Kopf. Die Wartezeit beweist, dass man meiner Meinung ist: So schlimm kann es ja nicht sein.

Knapp drei Stunden verbringe ich auf einer Liege in einem anderen Raum, in dem ein paar Patienten aufgereiht herumliegen, jeweils von einer Art Duschvorhang getrennt. Rechts neben mir nüchtert ein Mann aus, der vielleicht in meinem Alter ist. Er wacht immer wieder kurz auf, pöbelt ein wenig, die Pflegerinnen schnauzen zurück, schütteln den Kopf: »Ach, der schon wieder.« Ich liege da in meiner dunkelblauen Stoffhose und einem weißen dünnen Shirt und fühle mich sogar ein wenig zu schick für die Notaufnahme. Als der Arzt nach einer Ewigkeit zu meinem Bett kommt, furzt der Mann rechts neben mir sehr lange und laut. Alles fühlt sich gerade falsch an und ich will wirklich nicht hier sein. Stattdessen werde ich aber noch eine ganze Woche im Krankenhaus bleiben, denn beim Ultraschall fällt dem netten Assistenzarzt – der sich für die Körperausdünstungen meines Bettnachbarn entschuldigt – meine Leber auf. Erst mal solle ich nur für eine Nacht bleiben, sagt er. Für eine weitere Untersuchung. Doch aus einer Nacht in der Gastroenterologie werden vier. Es folgen mehrere Untersuchungen, Magenspiegelung, Darmspiegelung, CT, MRT, das volle Programm. Selbst in dieser Zeit komme ich nicht ansatzweise auf die Idee, dass mit mir etwas nicht stimmen könnte.

Samad.

## DIE DIAGNOSE

Karo ist blond und eher zierlich. Sie hat ein jugendliches Lächeln und eine positive Persönlichkeit. Niemand würde vermuten, sie könnte Krebs haben oder auch in naher Zukunft bekommen. Appetitlosigkeit, ja, kommt mal vor. Abchecken lassen, klar. Zur Sicherheit mal ins Krankenhaus, sicher ist sicher. Aber sie ist jung, es wird nichts Schlimmes sein. Ein paar Nächte muss sie dort bleiben. Am Tag der Entlassung erwarte ich keine Überraschung. Das Telefon klingelt, ich bin in einer Sitzung. Können wir später reden?

Und dann sagt sie es, ich werde diese drei Worte nie wieder vergessen. »Ich habe Krebs.« Aus ihrem Mund klingt das Wort Krebs niedlich. Es klingt so hoch, fast etwas piepsig. Aber der Satz durchdringt mich. »Ich habe Krebs!« Was? Das kann nicht sein …

Ich stehe neben mir auf dem Weg zum Krankenhaus. Ende August, Hitze auf dem Kopfsteinpflaster. Immer wieder dieser Satz. Das kann nicht sein. Die Ärzte sitzen genauso vor ihr. »Es fällt uns schwer, diese Diagnose mit Ihrer Erscheinung zusammenzubringen.« Darmkrebs, gestreut in zwei weitere Organe.

Die Nachricht ist so schlimm, dass die Psyche sich lange dagegen wehrt, sie anzunehmen. Das Gefühl, nicht bei sich zu sein, neben sich zu stehen, hält noch lange an.

Samad.
## DAS JETZT, OHNE MORGEN

Der Sommer ist immer noch heiß. Sonst ist nichts mehr, wie es war. Nur eine Gewissheit stellt sich ein. Es gibt kein Aufschieben mehr. Es ist jetzt oder gar nicht. Alle Erwartungen in den Wind geblasen. Alles, was wir uns mindestens unterbewusst vom Leben erhofft haben. Gemeinsames Kind, gemeinsam alt werden, eine Garantie für einen versprochenen Ablauf. Alles weg. Auf dem Weg wacht man öfter auf und hofft, dass es nur ein Albtraum war. Ist es nicht. Es ist Realität. Wir wurden verraten vom Schicksal. Wut, Trauer, Verzweiflung.

Alles, was uns bleibt, ist das Jetzt.

Karo.
## ZUSAMMENGEHÖREN

Ich blinzele, weil die Sonne durch das Fenster von schräg rechts in mein Gesicht scheint. Als ich die Augen öffne, sehe ich dem Arzt, der mir gegenübersitzt, durch seine Brillengläser in sein betrübtes Gesicht. Ich fühle mich weich und watteartig, denn das, was er mir gerade gesagt hat, erscheint mir so unwirklich, seltsam weit weg und trotzdem furchtbar nah.

»Sie haben Darmkrebs.«

Die Verhärtung rechts an meinem Bauch sei eine von drei großen Lebermetastasen, erzählt er mir. Die Metastasen in der Lunge kann ich noch nicht spüren, doch sie sind da.

Kurz nach der Diagnose nimmt mich Samad in den Arm und sagt diesen einen Satz, der mich am ganzen Körper erzittern lässt: »Wir sollten eigentlich über ein

Kind reden, nicht über Krebs.« Wie recht er hat. Ob ich jemals Kinder bekomme? Wie alt ich wohl werde? Und was wird die Chemo mit meinen Eierstöcken machen? Plötzlich sind alle Themen, die wir in den vergangenen Monaten besprochen haben, nicht mehr präsent. Es zählt nur noch das Gefühl, zusammenzugehören. Und irgendwie weiterzumachen.

Samad.

## ANPACKEN

Der erste Besuch im Krankenhaus zur Corona-Hochphase, August 2020. Achter Stock. Weit weg vom Berliner Vergnügen. Den Engeln schon ganz nah, sagt Karo im Scherz im Nachthemd und mit Tropf am Arm. Irgendwie hat sie von Anfang an ihren Humor in diesen Höllenritt hinübergerettet.

Die erste OP steht bald an. Ein großartiger Chefarzt, der uns Mut macht. Trotz der Diagnose sollten wir die Hoffnung auf Heilung nicht ganz aufgeben. Es sei unwahrscheinlich, aber es gebe solche Fälle. Wir müssten kämpfen.

Und das tun wir, wir raffen uns auf. Schauen uns die unwahrscheinlichen Erfolgsfälle an. Nehmen den Kampf an. Fast zwei Jahre OPs, Chemo nach Chemo. Auf und Ab. Hoffnung und Enttäuschung. Nach vielen Niederschlägen scheinen wir so nah dran zu sein, es tatsächlich zu schaffen. Doch dann zerplatzt alles im Sommer 2022 mit diesem Satz: »Sie werden an dieser Krankheit versterben.« Karos optimistische Onkologin ist nicht mehr optimistisch. Die Hoffnung stirbt zuletzt. Jetzt ist sie tot.

Was bleibt, wenn du nichts mehr zu verlieren hast?

Wenn die Zukunft weg ist? Wenn die Versprechen platzen wie Seifenblasen?

Als Karo 2020 die Krebsdiagnose bekommt, sind wir kurz davor, eine Schwangerschaft zu wagen. Wir hatten uns Zeit gelassen mit der Entscheidung. Mit dem Kind würde sich ohnehin einiges verändern. Neue Wohnung, andere Einbindung. Weniger Boheme-Leben, erst mal keine spontanen Clubnächte mehr. Ein Unbehagen ging damit einher, untergründig. Aber gleichzeitig auch ein gutes Gefühl, ein Commitment nach vier Jahren Beziehung.

Unser Thema war von Anfang an, dass wir zu viel Spaß miteinander haben konnten. So paradox es klingt. Zwei Menschen, die beide gerne aufs Gaspedal treten. Bei denen keiner die Spaßbremse ist. Wenn der eine mal »Nein« sagen will, sagt die andere: »Ach komm schon …« – und umgekehrt. Irgendwann dann eben die Frage, ob wir so dauerhaft eine Beziehung führen können. Dem Vergnügen zu sehr zugewandt. Kann das funktionieren mit Verantwortung, Planung und Vermögensbildung? Zweifelhaft.

Das Leben hat uns diese Frage abgenommen und in etwas Radikales verwandelt. In ein Leben ohne Zukunft, das nur noch im Jetzt stattfinden kann. Ein Schicksal, das zu Tränen, Wut und der Frage »Warum wir?« führt. Im Elend könnten wir versinken und tun es auch oft. Aber gleichzeitig entscheiden wir uns für das Jetzt. Auch wenn es ein Drahtseilakt ist und Wut und Verzweiflung einen immer wieder einholen. Es hilft nichts, jetzt gibt es nur noch das Jetzt.

Der Kampf gegen den Krebs verändert uns und unseren Umgang mit dem Leben. Wir verschieben nichts mehr auf morgen, wir haben keine Zeit mehr zu verschwenden.

Jetzt schießen wir uns einen Schrebergarten in Oranienburg, jetzt kaufen wir eine Ruine in der Uckermark, jetzt sind wir verrückt genug, einen Kreditvertrag zu unterschreiben, jetzt versinken wir nicht mehr kopflos in der Nacht und lecken uns am nächsten Tag die Wunden.

Jetzt lachen wir, jetzt sind wir albern wie kleine Kinder, jetzt packen wir verrückte Dinge an. Weil es nur noch das Jetzt gibt. Wann sonst?

# 1.

# In guten wie in schlechten Zeiten

Karo.
DIE ERSTE OP

Am Dienstag, den 1. September 2020, beginnt meine Krebstherapie, nur wenige Tage nach der Diagnose. Am Morgen bringt mich Samad ins Krankenhaus, dieses Mal in die Viszeral- und Gefäßchirurgie. Im Gegensatz zur Gastroenterologie, auf der ich vor Tagen noch viel Zeit verbracht hatte, ist es hier ein wenig ruhiger, die Patienten um mich herum wirken größtenteils sogar freundlicher. Ich komme in ein Zweibettzimmer, neben mir liegt eine Frau, die vielleicht in meinem Alter ist. Bei ihr wird am folgenden Tag eine Zyste am Eierstock entfernt. Jetzt merke ich, wie heftig es klingt, wenn man einer fremden Person erzählt, dass man Krebs hat. Das klingt nicht nach: Morgen ist die OP und übermorgen bin ich zu Hause. Sondern es klingt nach Langwierigkeit und einer dezenten Anwesenheit des Todes. Da ich mich völlig normal fühle und irgendwie auch ziemlich gesund aussehe, fällt es mir schwer, davon zu erzählen. So als würde ich mir selbst gar nicht glauben.

Samad.
## DER CHEFARZT

Ich habe ein Gespräch unter vier Augen mit Dr. Rudolph. Er hat mich zu sich gebeten. Ein viel beschäftigter Chefarzt nimmt sich Zeit. Klein gewachsen und sehr freundlich. Aber bestimmt. Ein Mann in seinen Fünfzigern. Unsere FFP2-Masken bleiben auf. Er klopft mich etwas ab, will wohl wissen, wie es um unsere Beziehung steht. Ich bin der Partner, nicht der Ehemann. Das kann wohl schon Fragen aufwerfen, ob es halten wird – in so einer Situation.

»Ihre Partnerin ist todkrank.« In so einer Situation müsse eine Beziehung viel aushalten, sei vielen harten Proben ausgesetzt. Er erzählt mir von sich. Hatte einen schweren Fahrradunfall. Wurde vom Auto umgenietet. Neun Monate hat es gedauert, bis er wieder am OP-Tisch stehen konnte. Manchmal hat er nicht daran geglaubt. Aber seine Familie war da, sein Umfeld. Das war entscheidend.

Er fragt, wo wir wohnen. Rät mir, schöne Dinge zu tun. Zwischen den OPs und Therapien müsse man viel Kraft tanken. Sonst halte niemand einen solchen Marathon durch.

Ich nehme Kraft mit aus dem Gespräch, aus seinen freundlichen Augen. Seinen mutmachenden Worten. Auch seiner Kompetenz als Arzt. Der Kopf sei die halbe Miete, sagt er. Dr. Rudolph wird uns begleiten auf den ersten Etappen, einer der Engel. Führt die erste OP selbst erfolgreich durch und gibt dann den Ball weiter an die Leber-Experten einer anderen Klinik. Fragt immer nach. Das Schicksal von Karo bewegt ihn, das ist viel wert. Die Empathie, auch im weißen Kittel, macht einen wichtigen Unterschied.

Nach einer recht unruhigen Nacht ziehe ich mir am Morgen mein OP-Hemd an. Gerade habe ich meine Sachen sortiert, da klopft eine Pflegerin und sagt, dass es gleich losgehe. Ob ich meine Brille mitnehmen darf, da ich ohne sie so gut wie nichts sehe? Geht leider nicht. Sie schiebt mein Bett auf den Flur und so liege ich da, mit meinem hinten offenen Hemdchen, ohne auch nur im Ansatz etwas um mich herum zu erkennen, und warte. Jemand kommt, schiebt mich durch verschiedene Gänge. In einem Raum stellt man mich ab, Anästhesisten kommen auf mich zu und wollen mir vor der OP einen Periduralkatheter, kurz: PDK, legen. Also einen Zugang in die Wirbelsäule, durch den ich während und nach der OP Schmerzmittel bekomme, sodass die Narkose weniger stark sein muss. Vom Prinzip her dasselbe wie die PDA bei einer Geburt. Ich soll mich auf den Rand des Bettes setzen und fühle mich wie ein Küken, wie ein Neugeborenes. Ich sehe nichts, habe eine Sauerstoffmaske und ein Häubchen auf, das Hemd rutscht runter, ich bin ziemlich nackt und schutzlos und sehe wahrscheinlich ganz schön klein aus. Der Anästhesist kommt auf mich zu, ich nehme um mich herum vor allem diese türkise Krankenhausfarbe wahr, aber ich erkenne nichts. »Geben Sie Frau Nuckel doch etwas Dormicum«, sagt er zur Kollegin und ich freue mich: »Oh, Dormicum, das klingt vielversprechend!« Nach Schlafen. Das Letzte, was ich von ihm höre, ist die Frage: »Wann haben Sie denn die Diagnose bekommen?« – »Vor ein paar Tagen«, sage ich. Ich spüre, wie er mitleidig seufzt und etwas sagen will, doch dann nicke ich weg.

Einige Stunden nach meiner OP wache ich in einer Art Intensivstation auf, IMC heißt dieses Eckchen im Krankenhaus, Immediate Care. Noch immer habe ich das Gefühl, in einer anderen Realität zu stecken, weil ich ohne meine Brille nichts und niemanden um mich herum erkennen kann. Wenn man nichts sieht, fühlt man seinen Körper umso stärker. Ich habe Schläuche an mir, Zugänge im Hals, an beiden Armen, eine Drainage im Bauch, mehrere Schnitte, einen Blasenkatheter, werde durch eine Nasensonde künstlich ernährt. Das alles weiß ich in diesem Moment aber nicht, da ich nichts an mir sehen kann. Ich spüre nur: Es brennt am Bauch, es ziept in der Blase, es drückt am Hals, meine Kehle ist trocken, an Bewegung ist nicht zu denken. Niemand ist im Raum, ich höre es piepen, weiß nicht, wie spät es ist.

Irgendwann kommt der Chefarzt Dr. Rudolph ins Zimmer. Es sei alles gut gegangen, versichert er mir, und mein Freund sei auf dem Weg zu mir, er habe ihn informiert. Als ich Samads Stimme höre, freue ich mich. Bewegen kann ich mich aber nicht und auch das Sprechen fällt schwer. Samad setzt mir meine Brille auf und ich bin endlich zurück in der Realität. Ich erkenne, was um mich herum ist, ich sehe meinen Körper, bekomme langsam ein Gefühl dazu, was passiert ist und wie es mir geht. Samad blickt mich liebevoll an, nickt und zeigt mir damit, dass er versteht, dass ich nicht viel sprechen kann. Stattdessen schlägt er vor, ein Hörspiel anzumachen. Sherlock Holmes, das hören wir immer zum Einschlafen. So sitzen und liegen wir beide da also nun und hören Hörspiel. Ich bin so dankbar, dass er da ist und nichts von mir verlangt. Nur gemeinsam zuhören, das kann so schön sein.

An Aufstehen oder auch nur Aufsitzen ist auch einen Tag nach der OP nicht zu denken. Noch lassen mich die

Pfleger und Ärzte in Ruhe, aber ich merke, morgen muss ich mich bewegen. Es beginnt ein Kampf, die eine Woche im Krankenhaus wird mir aufzeigen, wie schnell ein junger Körper seine ganze Kraft verliert und wie schwierig es ist, jeden Tag aufs Neue mit vollem Willen einen Schritt vor den anderen zu machen. Über den PDK, der noch immer in meiner Wirbelsäule steckt, bekomme ich regelmäßig Schmerzmittel zugeführt. Sie wirken links besser als rechts, das verstehe ich aber erst am dritten Tag: Als mich ein Pfleger mit einem Waschlappen abreibt und versucht, mich aufzusetzen, fühle ich mich, als würde mein Bauch sich in zwei Stücke teilen. Er ist noch in der Ausbildung und hat mich schräg nach oben gezogen und mir damit für eine Weile den Mut genommen, mich überhaupt wieder bewegen zu wollen. Jeden Tag kommen Ärzte, Pfleger und irgendwann steht der Physiotherapeut vor mir, der mir endlich Techniken zeigt, wie man sich schonend aufsetzt. Zum ersten Mal sitze ich – und bin erstaunt darüber, dass mein Kreislauf sich offensichtlich verabschieden möchte, denn schon nach Sekunden wird mir schwindelig und auch ein wenig schlecht. Also wieder hinlegen. Wahnsinn, dass einem der Weg zur Toilette plötzlich vorkommt wie ein Halbmarathon. Ich möchte nichts sehnlicher, als den Blasenkatheter loszuwerden und im Austausch meine Würde zurückzuerhalten. Aber das Klo liegt gefühlt am Horizont und ich stecke im Boden fest, unfähig, mich zu bewegen. Ich denke an die Chemotherapie, die bald folgen soll, irgendein Arzt hat mir gesagt, dass es nächste Woche damit losgehen soll. Wie zur Hölle sollte ich in einer Woche in der Lage sein, eine Chemotherapie zu stemmen?

An Tag drei kommt Dr. Rudolph ins Zimmer. Ich liege noch immer auf dem Rücken und freue mich, ihn zu sehen. Er spricht ruhig mit mir, fragt, wie es mir geht und wie es mit dem Laufen klappt. Verschämt schaue ich auf meinen Blasenkatheter, der zeigt, dass ich es offensichtlich noch nicht mal geschafft habe, zur Toilette zu gehen. Während der Arzt noch mit mir spricht, steht Samad in der Tür. Dr. Rudolph freut sich und sagt: »Na, dann können wir es doch gleich mal versuchen mit dem Aufstehen.« Mit Brille, am Hinterkopf angeklatschten Haaren und in meinem rückseitig offenen OP-Hemd fühle ich mich nicht nach Aufstehen, aber gut, ich will es versuchen. Unter Schmerzen auf die rechte Seite drehen, aufsetzen, wie es mir der Physiotherapeut gezeigt hat. Ich sitze. Der Arzt schaut mich freudig an, macht mir Mut, aufzustehen. Mit wackligen Beinen versuche ich es, der Arzt stützt mich. Endlich kann ich aus dem Fenster schauen. Auch Dr. Rudolph blickt in die Ferne, von hier aus, im fünften Stock des Krankenhauses, erkennt man ganz Berlin. Es ist ein wunderbarer Ausblick, und während Dr. Rudolph mit ruhiger Stimme erzählt: »Schauen Sie mal, dort hinten ist das Rathaus Neukölln, das kann man von hier gut sehen«, setze ich meinen rechten Fuß ein kleines Stück vor. Mein erster Schritt, begleitet vom Chefarzt, dem ich für diese besondere Art so dankbar bin, jetzt und noch lange Zeit danach. Ganz langsam tapse ich vor, vier Schritte, und schaue nach draußen. Samad stützt mich von rechts, von links spricht der Arzt über die Gebäude, die sich wie eine Spielzeugstadt zusammensetzen. Ich bin glücklich, es bis hierhin geschafft zu haben, über die Unterstützung des Chefarztes, der so unglaublich fürsorglich ist. Und darüber, dass Samad jetzt gerade hier ist. Mir wird etwas schwummrig, langsam tapse ich rückwärts zurück zum Bett, lege mich hin, bin erschöpft – und lächle.

# 2.
# Love yourself

Samad.
VON AUSSEN

Die Krankheit ist wie ein Dieb, der Karo Teile von sich selbst klaut. Ich sehe den fiesen Panzerknacker bildlich vor mir, wie er in unterschiedliche Kammern von Karos Körper einbricht. Seit sie weiß, dass der Dieb da ist, versucht Karo mit einer unglaublichen Kraft, diesem Fiesling Saures zu geben, sich selbst zusammenzuhalten.

Was die Krankheit mit ihrem Körper macht, ist tiefgreifend. Ich kann in diesen Kampf nicht direkt eingreifen, außer sie zu sehen und spüren zu lassen, dass ich sie sehe. Aber ich kann mir nur schwer vorstellen, wie es sich anfühlt, in ihrer Haut, in ihrem Körper zu stecken, der gerade so viel mitmachen muss. Es ist wie bei einer Verfolgungsjagd im Film. Mal fahre ich das Fluchtauto, mal trete ich eine Tür auf, mal springe ich vor Karo, um sie zu schützen. Ich bin der Gefährte, der mitgeht, durch dick und dünn. Aber sie ist die Heldin, nur sie kann – ausgestattet mit vielen Waffen – dem Panzerknacker in ihrem Körper den Garaus machen.

Samad fährt mich ins Krankenhaus, ist da für mich. Und dennoch muss er seinen Rhythmus durchziehen – Arbeit, Kinderbetreuung, alles wie gehabt, nein, durch die Pandemie noch viel schlimmer. Homeoffice, alles digital, teilweise Homeschooling. Was kann man daran ändern, auch wenn das Leben plötzlich kopfsteht, außen wie innen? Ich dagegen stecke durch Operationen, Chemotherapien und Krankschreibungen plötzlich in einem neuen Lebensrhythmus. Nach meiner Diagnose mieten sich meine Eltern für einige Monate eine Wohnung in der Nähe, um mich und uns zu unterstützen. So viel Liebe, von Anfang an. Und so viel, was auf uns alle zukommen wird. Ich nehme ab, verliere ein paar Haare, in meinem Mund entzündet sich alles, ich kann nichts essen, werde künstlich ernährt. Zeitweise spüre ich meine Hände und Füße nicht, bei Kälte krampfen meine Finger, ich kann nichts greifen, werde unselbstständig, immer wieder Morphium, so müde … Fiese Chemie, die alles durcheinanderbringt. Im Körper und im Kopf.

Januar 2021. Manchmal schaue ich in den Spiegel und habe das Gefühl, ich blicke dem Tod ins Gesicht. Es sind diese kleinen Veränderungen des Körpers, die einen manchmal traurig stimmen, wenn man sich selbst im Bad in die Augen blickt. Morgens vor allem, da kann es ganz schön schlimm sein. Das leicht eingefallene Gesicht, die plötzlich groß erscheinenden Zähne, die müden Augen, die matte Haut. Unwillkürlich stellt sich die Frage: Wer bin ich eigentlich, wenn mein Körper, diese Hülle von mir, die ich mehr als 30 Jahre wie selbstverständlich getragen habe, plötzlich fremd wird? Was macht mich denn aus, wenn das einstige Lächeln plötzlich anders aussieht und die ehemals langen Wimpern nach und nach ausdünnen? Und warum war ich in diesem fernen Leben »vorher« nur so oft selbstkritisch?

Eine Krebserkrankung bedeutet immer auch, Narben zu sammeln. Die ersten kamen nur wenige Tage nach der Diagnose. Ein paar Schnitte im Bauch, als die Ärzte der Viszeral- und Gefäßchirurgie den drei mal vier mal zwei Zentimeter großen Tumor aus dem Darm entfernten. Die ersten mittleren und kleinen Narben gehörten fortan zu mir, munter verteilt rund um den Bauchnabel und am Schambein. Bei dieser ersten OP wurde mir auch direkt ein Portkatheter unterhalb meines rechten Schlüsselbeins eingesetzt. Ein Ring aus Metall, der von einer Silikonschicht bedeckt ist. Über diesen Zugang, sichtbar als zweieuromünzengroße Erhebung mit einer danebenliegenden kleinen Frankenstein-Narbe, bekomme ich die Chemo. Alle zwei Wochen fünf verschiedene Substanzen, in unterschiedlich großen Beuteln und Geräten, die am Infusionsständer baumeln und nacheinander in meinen Körper fließen. Von außen und von innen passiert also recht viel, das eigentlich nicht dahin gehört und das vor allem nicht mir gehört. Aber nun gilt es, sich damit abzufinden und sich daran zu gewöhnen. Mehr noch will ich es schaffen, all diese, ich nenne es mal Kollateralschäden, so gut wie möglich als wichtige Helfer auf einem weiten Weg wahrzunehmen. Als Erinnerung daran, dass es Hoffnung und Wege gibt und diese Krankheit nicht mehr leise und heimlich weiter in mir wächst.

Eine schnelle Erkenntnis: Nur weil man gesund aussieht, muss es nicht heißen, dass man es auch ist. Krebs ist fies, er schleicht sich so leise an und freut sich stumm über die Eroberung der Organe. Für mich stellen diese

Neusortierungen große Herausforderungen dar: Unauffällig und makellos heißt nicht automatisch, gesund zu sein. Andersherum musste ich nun hässliche Narben und giftige Substanzen mit Gesundheit konnotieren. Und das alles, ohne dabei das Gefühl für mich selbst zu verlieren. Der Blick in den Spiegel wird so zu einer Art Mutprobe und Therapiestunde. Oft stelle ich mich nackt vor den Spiegel und lasse mir Zeit, mich wahrzunehmen. Wie selten ich das getan habe, als ich gesund war. Wie selbstverständlich man sich wahrnimmt oder eben nicht wahrnimmt, wenn man sorglos ist. Oder man macht sich seltsame Sorgen, über seine Arbeit, seine schlecht sitzende Frisur oder den Alltag in der Beziehung. Nun gilt es, sich neu kennenzulernen. Und vor allem: dieses neue, vernarbte Ich lieben zu lernen.

Karo.

## DANKBARKEIT

Meditation, Yoga, Dankbarkeitsrituale – ich habe mich an allem mal ein wenig versucht in meinem Leben. Hier und da etwas gelesen, morgens meditiert, hin und wieder eine kleine Yogasession via YouTube gemacht und beim Duschen am Morgen angestrengt darüber nachgedacht, wofür ich eigentlich dankbar bin im Leben. Ich habe intensiv an meinem Duschgel gerochen, um mich darüber zu freuen, dass ich nun für kurze Zeit nach Blumen dufte. Doch schon beim Wegschieben des Duschvorhangs war alles dahin und ich befand mich gedanklich schon bei meinen ersten Mails, auf die ich vorm Duschen nur fix einen Blick geworfen hatte. Wie vieles wir jeden Tag völlig automatisiert durchführen: kämmen, föhnen, schminken, Kaffee kochen, Zähne putzen und ab geht's an den Rechner. Durch die Coronapandemie schlich sich das Homeoffice dazu und die Badrituale gingen nahtlos in die Arbeitsrituale über. Liegt zu wenig Zeit zwischen Zähneputzen und Mailsabrufen, verschwimmen die ganzen Automatismen im Laufe des Tages zu sehr. Wir laufen fast dauerhaft im Autopilotmodus durch den Tag – und ob mein Duschgel am Morgen nach Hellwach-Zitrone oder Mandelzart gerochen hat, habe ich beim Öffnen des Laptops schon längst vergessen. Tag um Tag lebt man auf diese Weise, schiebt Entspannungsphasen vor sich her, freut sich aufs Wochenende oder eben auf den lang ersehnten Urlaub. Endlich Kraft tanken! Nur, damit all das wieder von vorne beginnt.

Das Verrückte ist: Wir spüren, dass da etwas falsch läuft, und dennoch ändern wir nichts Grundlegendes. Man denkt immer, dafür ist morgen noch Zeit. So, als würde man seine verdiente Entspannung aufschieben wie seine Steuererklärung. Und am Ende bleibt beides liegen, die Entspannung und die Steuererklärung. Wir finden keine Zeit für so vieles und vor allem für uns selbst, weil ja jeden Tag so schrecklich viel zu tun ist. So bleibt ein diffuses Gefühl der Unzufriedenheit, denn mit nichts ist man so richtig fertig geworden. Und am Ende ist man jeden Tag ein wenig ausgebrannter.

Schon vor der Pandemie fühlte ich mich oft, als sei ich zu spät dran. Bei der Arbeit, beim Treffen mit der Freundin im Park, auf dem allabendlichen Weg nach Hause oder der Fahrt zu meinem Pferd nach Feierabend, vier Mal die Woche. Rückblickend eigentlich ein Wahnsinn, so viel Zeit im Reitstall zu verbringen. Weil es Spaß macht natürlich, aber auch, weil man die Verpflichtung hat. Eigentlich war alles zu viel.

Wie Alice im Wunderland lief ich immer dem weißen Kaninchen hinterher, das ich ja doch nicht erwischen würde. »Zu spät« – das Langohren-Lebensmotto, das Alice mitgerissen hat, war in der letzten Zeit auch zu meinem geworden und wäre ich nicht irgendwann in den Kaninchenbau gestolpert und gefallen und gefallen, wahrscheinlich würde ich heute noch versuchen, das hektische Tierchen zu jagen.

Karo.

## RUNTERSCHALTEN

Erst wenn man eine Krebsdiagnose bekommt, stellt man sein Leben plötzlich infrage. Habe ich zu viel auf einmal gewollt? Mir zu wenig Ruhe gegönnt? Haben wir zu regelmäßig getrunken? Zu viel Fleisch gegessen? Unsere Gesundheit auf die leichte Schulter genommen?

Heute würde ich vielleicht einiges anders machen. Gleichzeitig möchte ich auch nichts bereuen von dem, was sich mein Leben nennt. Die Zeiten hatten auch ihr Gutes und ohne sie wäre ich heute sicher nicht die Person, die ich bin. Es gibt Menschen, die ihr Leben lang achtsam waren, nicht getrunken und geraucht haben und trotzdem Krebs bekommen. Ich weiß nicht, warum sich diese Krankheit bestimmte Menschen aussucht und bestimmte nicht. Ich weiß nur, man kann aus ihr lernen, so gut es geht. So schlimm die Diagnose auch ist, zumindest läuft mein Leben auf diese Weise in einem gemächlicheren Tempo, eine Zeitlupe meiner selbst. Das Leben steht still und man hat endlich Zeit, sich alles in Ruhe anzusehen, zu analysieren und etwas zu ändern. Die winzig kleinen Momente noch mehr auszukosten zum Beispiel. Lernen, im Hier und Jetzt zu leben, anstatt sich über Vergangenes zu ärgern oder sich um Zukünftiges zu sorgen. Das Hier und Jetzt, das verstehe ich leider erst durch diese Krankheit, ist das Wichtigste und Kostbarste, das wir haben.

Im Spiegel betrachte ich häufiger meine Narben, sehe sie nicht als »Fehler« auf meinem Körper, sondern erkenne sie als das an, was mich ausmacht. Meine Haare, von denen ich früher oft meinte, sie seien zu zerzaust; meine Hüfte, die ich mir häufig ein klein wenig schlanker gewünscht habe; meine Sommersprossen, die meinem Gefühl nach einer makellosen Bräune im Weg standen – ich schaue mich inzwischen anders an, nehme mir Zeit und liebe jede Kante, jede Rundung meines Körpers. Ich habe großen Respekt davor, dass ein so komplexes Konstrukt so reibungslos funktioniert. Und ich werde milder mit mir, lächle mich von innen heraus häufiger selbst an. In einer Beziehung ist jeder für seine eigene Selbstfürsorge und Selbstliebe verantwortlich, denn nur so kann auch gegenseitige Liebe gelingen. Ich sage Verabredungen ab, wenn es mir zu viel wird. Gebe dem eigenen Körper und dem Geist mehr Raum, denn in einem hektischen Alltag vergessen wir manchmal, genügend Zeit für Selbstliebe einzuplanen.

Meine Schwester Clara kommt spontan zu Besuch. Gegen 11 Uhr treffen wir uns in einem Café hier um die Ecke. Bei fettigen Pancakes, einem klebrig-süßen Chai, frischem Ingwer- und Minztee vergeht Stunde um Stunde, in denen wir uns an einem kleinen Holztisch gegenübersitzen und reden. Es tut gut, vom heimischen Bett oder Sofa in eine vergnügliche Realität zu huschen, die sich ein wenig so anfühlt wie mein Leben von früher. Als ich von den optischen Herausforderungen spreche –

etwa von meinen nach und nach ausfallenden Haaren und meinen Augenbrauen, die kaum noch sichtbar über meinen Augen wachsen –, fassen wir einen Plan: »Wie wäre es, wenn wir zusammen unsere Augenbrauen färben lassen?«, fragt mich Clara. Ich lächle und wir beide stecken unsere Köpfe über den Handys zusammen, um nach einem Studio zu suchen. Ich bin nie so sehr auf Beauty aus gewesen. Ich habe meine Haare nicht mehr gefärbt, seit ich etwa 17 war. Ich schminke mich zwar, aber ziemlich unauffällig, würde ich meinen. Ein Beautyhighlight meines Lebens ist Nagellack, aber da hört es für mich schon fast auf mit dem Bepinseln. Ich glaube, tief in meinem Inneren habe ich das Gefühl, mehr Beautyzeugs wäre eine Art Fake meiner selbst, eine Lüge und Unnatürlichkeit. Als würde ich mich mit kleinen Schummeleien verkleiden und nicht geradestehen für das, was ich bin. Auch bei anderen Frauen habe ich manchmal ein wenig abwertend reagiert, wenn jemand zum Beispiel seine Haare stark färbt oder anderweitig versucht, etwas aus sich zu machen, was die Natur nicht hergegeben hat. Ironischerweise lerne ich nun, während meiner nicht enden wollenden Krebs-Odyssee, das Spielerische in ein paar Schönheitspflege-Moves. Warum nicht ein wenig ausprobieren? Warum nicht die Augenbrauen mit einer Farbe highlighten? Warum nicht den Schritt wagen und sich mit der Perücke anfreunden?

Wir mieten uns zwei E-Roller und selbst da bin ich aufgeregt, weil ich mit diesen Dingern noch nie unterwegs war. Der heutige Freitag wird für mich der Tag der kleinen Mutproben und es macht Spaß. Wir sausen von Kreuzberg nach Friedrichshain zu einem winzigen Beautysalon. Dort haben wir online zwei Termine ergattert und kaum sind wir in dem länglichen Gang des

Studios, kommen schon zwei dunkelhaarige Damen auf uns zu, die uns beraten. Es fühlt sich erst etwas befremdlich, dann aber ziemlich gut an. Ich schließe die Augen und lasse meine Augenbrauen mit einer hellbraunen Hennafarbe bearbeiten. Ich lerne langsam, mich fallen zu lassen. Es geht schnell, schon stehen Clara und ich vor dem Studio und machen ein Selfie mit unseren noch recht dunklen Augenbrauen, bei denen die Farbe in den nächsten Stunden noch etwas verblassen wird. Wir lachen viel, spazieren durch Friedrichshain, vorbei an meiner alten Wohnung, in der ich mit Simon gelebt habe, und schlendern entspannt zurück.

Ich bekomme Hunger, geradezu Heißhunger, auf Sushi. Wir bestellen uns eine große Platte und schlagen ordentlich zu. Samad schnappt sich noch ein paar Avocado-Makis, dann macht er sich auf, um zu seinem besten Freund zu fahren. Die beiden planen für Anfang Juni eine Reise zum Wandern auf Mallorca und wollen heute ein paar Unterkünfte buchen. Es fühlt sich erst ein wenig komisch an, dass wir nicht zusammen Urlaub machen so wie sonst. Aber es ist wichtig, eigene Dinge zu unternehmen und nicht immer aufeinanderzuhocken. Ich genieße den Abend mit Clara und irgendwann hole ich meine Perücke aus dem Schrank.

Der 23. September 2020, er kommt mir so ewig weit weg vor. Dieser Tag, an dem ich mit Samad in dem schicken Perückenladen in Mitte war, um ein Modell für meinen Kopf auszusuchen, den ich mir damals einfach nicht ohne Haare vorstellen konnte. Für anderthalb Jahre sollte ich recht behalten. Nun muss ich mir eingestehen, dass meine Haare gehen wollen. Und wie bei einer Beziehung, an der man noch festhält, obwohl man weiß, dass sie eigentlich bereits nicht mehr atmen kann, so geht es mir jetzt mit meinen Haaren. An diesem Abend jedoch spüre ich, dass ich sie gehen lassen muss. Genauso wie meine Vorstellung davon, mit Krebs mein ganz normales Leben weiterführen zu können. Zu oft streikt mein Körper, zeigt mir Grenzen auf. Ich darf mich nicht unter Druck setzen, alles gleichzeitig zu wollen. Ich kann nicht mehr so regelmäßig zum Pferd wie bisher und ich fühle mich gut, darüber mit meinen Freunden im Reitstall kommuniziert zu haben. Sie kümmern sich, unterstützen mich.

Ich spreche mit Clara darüber und irgendwann stelle ich mich vor den rechteckigen Spiegel im Flur und setze die Perücke auf. Wir hatten uns vorher YouTube-Videos angeschaut, wie man mit Perücken umgeht, und es klappt tatsächlich ganz gut. Die wilde Mähne auf meinen zarten Flaumhärchen gefällt mir gut. Ich ruckle die neuen Haare zurecht, spiele ein wenig mit einer Haarspange, die ich mir in den Nacken klemme, damit nicht so viele Strähnen in mein Gesicht fallen. Plötzlich fällt so viel Gewicht von mir ab. Ich MUSS nichts tun, aber ich KANN alles tun, was ich möchte. Und jetzt, in diesem Moment, möchte ich loslassen. All das gehen lassen, was mich innerlich festhält. Den Druck, den Stress – alles, was mit den Worten »Ich muss noch …« anfängt, streiche ich innerlich von meiner gedanklichen Liste. Und es fühlt sich so gut an! Ich komme langsam vom Flur zurück ins Wohnzimmer und strahle Clara an. Sie sieht genau, was die Perücke gerade mit mir macht. Ich fühle mich wohl, selbstsicherer. Das hier ist rein spielerisch. Kein Muss, kein Soll, kein Verstellen. Das ist ein anderes Ich und ich fange an, es zu mögen! Nicht als Versteck vor mir selbst, sondern als eine verspielte neue Art meiner selbst. Eine Variante, die ich ebenfalls sein könnte. Ich mit langen, glatten blonden Haaren. Ohne Pony. Im doppelten Sinn. Ganz ungewohnt, aber warum nicht? Wir machen ein paar alberne Snapchat-Fotos. Tatsächlich haben Clara und ich nun fast gleich lange Haare – ähnlich wie meine Schwester Miri, die ihre Haare ebenfalls lang wachsen lässt, um sie irgendwann zu spenden. Clara hat gesagt, wenn ich meine Haare abrasiere, dann lässt sie ihre auch abschneiden. Ein schöner Gedanke und irgendwie hilft es. So viele Menschen, die bei der Haarthematik sagen: »Ach, das wächst doch alles wieder.« Aber nur wenige verstehen, was da alles dranhängt. Rein psychologisch. Man verändert sich, sein Aussehen, seine Persönlichkeit, und schließlich geht es ja auch um die Stigmatisierung. Krebs. Da ist er. Sichtbar für alle. Ich bin überrascht, wie gesund ich plötzlich aussehe, nur aufgrund einer Perücke. Genau dieses Gefühl weckt plötzlich meinen Geist auf. Ich fühle mich fit, sehe mir im Spiegel ganz bewusst in die Augen und bin erstaunt darüber, wie lang meine Wimpern sind. Clara und ich hängen auf dem Sofa herum, lachen viel und fühlen uns nach einiger Zeit betrunken, obwohl wir nur dampfenden Zitronen-Ingwer-Tee schlürfen. Irgendwann fallen wir ins Bett, selig schlafen wir ein.

Ich mache einen neuen Termin beim Perückenladen, direkt am Montag bin ich dran. Gut gelaunt gehe ich an diesem sonnigen Tag ins Studio, der liebe Stylingberater beantwortet meine zig Fragen zur Perückenpflege, wir lachen, er dreht mir edle Locken in meine blonde Langhaarperücke aus Echthaar. Und während wir so quatschen, frage ich ihn, ob er nicht noch eine günstigere Perücke im Angebot hätte. Für den Garten, für den Stall, nicht so teuer, einfacher in der Handhabung, vielleicht kürzer, ein neuer Style sogar? Er drückt mir zwei Langhaarperücken in die Hand, die mich im Handumdrehen älter aussehen lassen. Ob er noch eine kürzere habe? Klar! Ich setze die dritte auf, dieses Mal knapp schulterlang, glatt, ein Bob. Ich bin begeistert und kaufe sie nach ein wenig Zögern. Dieses Mal Kunsthaar. Wir beraten uns über das Styling, die Pflege, und mit meiner Langhaarperücke auf dem Kopf, der zweiten unterm rechten Arm und einem Styroporkopf in der linken Hand verlasse ich glücklich den Laden. Warum nicht ein wenig Beauty zulassen? Ich mal anders. Mit Zeit. Für mich.

# 3.
# Einfach mal machen

Karo und Samad.
INSPIRATION

Im Corona-Sommer 2020 fiel für viele der Urlaub aus, und auch wir mussten unsere lang geplante Mexiko-Reise verschieben und stattdessen Ostsee-Pläne schmieden. Das war noch vor der Diagnose und Corona war unsere größte Sorge. Ein wenig Ruhe und Natur und Unaufgeregtheit fühlten sich nach der ganzen Homeoffice-Plackerei irgendwie ganz gut an. Nach einer Woche Boltenhagen und einer Woche Urlaub mit Karos gesamter Familie haben wir uns noch eine Woche nur für uns in Brandenburg gegönnt. Der Ort war winzig, an einem kleinen See gelegen, mitten auf dem Lande. Eine Berliner Künstlerin hatte ihren Bauwagen liebevoll ausgebaut, mit gemütlicher Schlafecke, einem Kamin und einer kleinen Küche. Ein paar Schritte entfernt gab es ein Kompostklo, und direkt am Bauwagen stand eine Außendusche, in der es mehrere Naturseifen zur Auswahl gab. Wir genossen die Ruhe, schliefen lange und setzten uns direkt nach dem Aufstehen auf die kleine angebaute Terrasse, mit saftigen Johannisbeeren und einer Tasse frisch gebrühtem Kaffee.

Die Sonne wärmte die Haut, ich schloss die Augen und atmete den Duft der Wildblumen ein, die rings um den schönen Bauwagen im Wind schaukelten. »Wie wäre es denn, wenn wir einen kleinen Garten hätten?«, fragte Samad. Ich war ganz erstaunt und blinzelte verschlafen von der Terrasse in seine Richtung. »Das wäre ein ziemlich guter Plan«, antwortete ich und lächelte ihn an. Schon schauten wir beide, was der Onlinemarkt hergab. Das fühlte sich aufregend an. Eine eigene Wohnung würden wir uns eh nicht leisten können, warum nicht die greifbaren Ziele ins Blickfeld rücken und das finanziell Machbare angehen? Wir scrollten ein wenig im Handy und in unseren Hirnen und ließen den Gedanken sacken. Für 20 000 bis 30 000 Euro bekam man eine kleine Datsche im Umland. Ein Gentrifizierungs-Schnäppchen. Und so schauten wir in den kommenden Wochen immer mal wieder, was online angeboten wurde. Hin und wieder schrieb ich jemanden an, doch oft verlor sich der Gedanke und ich fragte mich, ob es wirklich eine gute Idee sei. Und so verflüchtigte sich die Gartenidee nach und nach, während wir uns wieder unseren Jobs und unserem gewohnten Lebensstress zuwandten. Der kleine Bauwagen verblasste langsam in der Erinnerung, und ein Garten schien nicht mehr so romantisch und verlockend zu sein wie noch im Juli.

Doch dann kam die Diagnose.

Es ist verrückt, dass es im Leben manchmal einer großen Krise bedarf, bis man wirklich etwas ändert. Wie oft hatte ich darüber nachgedacht, was ich im Leben eigentlich wirklich will. Und wie viel hatte ich davon umgesetzt? Ich hatte einen guten Job, eine funktionierende Beziehung, eine bezahlbare Wohnung, gute Freunde und ein Pferd, das ich liebte. Und dennoch – oder gerade deswegen – traut man sich nicht, aus seinen Gewohnheiten auszubrechen. Einen anderen Job suchen? Lieber nicht! Was, wenn der schlechter wäre als der jetzige? Eine Familie gründen? Wirklich? Jetzt schon? Vielleicht lieber erst mal warten, bis man sich ganz sicher ist. Umziehen? Na ja, an sich ist es hier doch okay. Einen Garten kaufen? Uff, könnte viel Arbeit sein. Außerdem muss man ja erst mal auf die Suche gehen …

Und so lebt und lebt man vor sich hin, hoppelt wie das weiße Kaninchen durch die Tage und Jahre, ohne dass man innehält und sich fragt, was einen wirklich glücklich macht. Ich bin nicht ganz und gar unzufrieden, also kann es doch so bleiben.

Wenn man sich mit dem Gedanken auseinandersetzt, dass man vielleicht gar nicht so alt wird, wie man es gern hätte, dann passiert etwas Interessantes: Ich wollte plötzlich all die Dinge anpacken, die ich so lange vor mir hergeschoben hatte. Ich kaufte zum ersten Mal in meinem Leben schönes Geschirr und Besteck, für das ich bisher immer zu geizig gewesen war. Immer wenn meine Eltern mich in unserer Wohnung besuchten, hatte meine Mutter kommentiert, die Küche sei ja nach wie vor noch »sehr studentisch«. So sehr störte mich das eigentlich gar nicht, doch auf einmal hatte ich das Bedürfnis, ein paar Dinge in meinem Leben aufzufrischen und anzupacken. Ich kaufte schöne Kerzen und schaffte mit Samad einen großen Fernseher an – der erste in meinem Leben, mit dem man auf Knopfdruck Netflix oder ein Programm aus der Mediathek anschauen konnte. Ich fing an, meine Gedanken aufzuschreiben, und war endlich motiviert, die Bücher zu lesen, die schon so lange im Bücherregal verstaubten. Ich räumte mit Samad das Regal im Wohnzimmer um und schließlich gemeinsam alle Möbel in der Wohnung, wodurch der antike Esstisch, der nun mitten im Raum stand, endlich zur Geltung kam. Ich machte mich an Weihnachten besonders schick und trug die riesigen goldenen Ohrringe, die ich mich vorher noch nicht zu tragen getraut hatte, weil sie mir so groß und zu auffällig erschienen waren. Auf einmal verstand ich, dass es egal war, was andere von mir sagen oder denken könnten. Es ging nur darum, wie ich mich fühlte, und an Weihnachten wollte ich so viel Gold um mich herum haben wie möglich, und wenn es diese Ohrringe waren, die bis zu meinen Schultern reichten.

Langsam setzte sich ein neuer Gedanke fest: Ich wollte mich tätowieren lassen. Eine Krebsdiagnose fühlt sich wie ein Freifahrtschein an: Erstens fühlst du plötzlich Dinge, die du vorher nie gefühlt hast und die auf einmal nach echter Weisheit klingen und nicht nach Kalenderspruch. Und zweitens, auch wenn es makaber klingt: Du weißt eh nicht so genau, ob du dein 70-jähriges Ich noch erleben wirst. Sowieso merke ich an vielen Stellen, dass ich eigentlich immer so gelebt habe, als würde mein älteres Ich mich rückblickend stets als gut und brav empfinden. Als sei das Label »gut und brav« eine Art Lebensziel, auf das mein älteres Ich stolz blicken würde. »Verrückt und frei« wurde in unserer Familie eher skeptisch beäugt, und so hatte ich mich, ohne es zu merken, entschieden, den gesellschaftlich sehr akzeptierten Weg meines Lebens zu wählen. Na ja, außer in den Momenten, in denen mein Vergnügungs-Ich sich seinen Raum nahm und sich »verrückt und frei« auf eine Rausch-Fahne schrieb.

Wenn man krank ist, wirft es einen plötzlich in die

richtigen Ecken und man weiß, was einem Kraft gibt und was nicht. Eigentlich hätte ich das auch schon früher begreifen können, doch dazu war ich zu sehr in meiner Außenwelt gefangen, die so getaktet war, dass es keine Zeit mehr gab für mich.

Kein Wunder, dass Samad und ich uns im Sommer noch in eine Krise gestürzt haben, weil wir beide so unzufrieden waren und nicht wussten, in welche Richtung wir unser Leben gern drehen würden. »Einfach weitermachen wie immer«, das schafft auf Dauer Frustration, zuerst bei sich selbst und dann in einer Beziehung. Veränderung ist wichtig, und wenn es nur Kleinigkeiten im Leben sind, die man plötzlich im anderen Licht betrachtet, neu denkt und anders angeht.

Karo.

## EIN STÜCK SCHLOSS

Im November 2020 schrieb ich jemanden an, der seinen Garten in Oranienburg, unweit von Berlin, verkaufen wollte. Ein kleines Häuschen auf einem Grundstück, das direkt an den Schlossgarten Oranienburg grenzt. Es war perfekt. Sowohl das Häuschen als auch der Garten waren liebevoll hergerichtet. Im Garten gab es einen Kirsch-, einen Apfel- und einen Pflaumenbaum, daneben Trauben, die am Haus hochrankten, Beeren aller Art, Rhabarber, Kräuter und jede Menge Rosen. Ein kleiner Pool stand in der einen Ecke, schräg gegenüber ein Pavillon.

Das Ehepaar, das den Garten seit 33 Jahren hergerichtet und gepflegt hatte, lud uns direkt ein, und so fuhren wir an einem kühlen Wochenende im November mit Lara nach Oranienburg, um uns das Grundstück anzusehen. Das Kind tobte über den Rasen, freute sich an jeder Ecke und beschloss, sich mit den Eichhörnchen der Umgebung anzufreunden, falls wir den Garten bekommen sollten. Das Ehepaar war uns sofort sympathisch, und insgeheim hofften wir auf ihre Zusage, obwohl uns klar war, dass der Kampf um kleine Erholungsgrundstücke rund um Berlin hart war. Das Paar erklärte uns, es gebe noch weitere Interessenten, die das Grundstück anschauen würden, und die beiden versicherten uns, sich noch im Dezember zu melden. Ich klickte mehrmals pro Woche auf die Anzeige und sah, wie sich die Zahl der Klicks stetig erhöhte und irgendwann bei über 4000 lag. Innerlich versuchte ich mich an den Gedanken zu gewöhnen, den Zuschlag nicht zu bekommen, schließlich hatten wir offen zugegeben, keinerlei Erfahrung im Gärtnern zu haben.

Samad.
CHÂTEUSE

Oranienburg, da war ich bisher nur in der Gedenkstätte gewesen. Sachsenhausen. Als Student hatte ich einen kleinen Artikel für mein Journalismusseminar verfasst. Ziemlich grässlich, die Anmutung in den Baracken und das Thema generell.

Der Schrebergarten, den wir uns angeschaut haben, liegt am Schlosspark. Direkt am Zaun. Das Schloss in Oranienburg wurde schön saniert. Bei Dunkelheit wird es eindrucksvoll beleuchtet. Im Rahmen einer Landesgartenschau wurde auch der dazugehörige Grünbereich neu gestaltet. Vorne ist ein Freizeitteil mit Spielplätzen, Café und Wasserspiel. Irgendwie hatten wir es uns schon länger zu einem Scherz werden lassen, dass Schlösser uns anzogen. Auf Reisen in Frankreich, in Polen, auch in Deutschland. Schlösser reizten uns und stimulierten unsere Vorstellungskräfte. »Châteuse« als Kosewort – für das Gute, das uns zusteht. Wir verdienen es, im Schloss zu leben. Und man bringe uns den Schaumwein! Alles schön garniert mit der passenden Albernheit, so ließ es sich im Schlossgarten gut und gut gelaunt flanieren. Von daher sehr angemessen, dieser Schrebergarten neben dem Schloss – wenn er denn unser Garten werden sollte.

24. Dezember 2020. Das Arbeitsjahr lag endlich hinter mir. An Karos Gartensuche hatte ich nur auf der Couch am Abend teilgenommen. Zu viele Veranstaltungen, die wir auf digitale Formate umstellen mussten, hatten den Herbst geprägt. Aber ein Garten am Horizont kam mir plötzlich wie ein Fluchtpunkt vor. Als ich gegen Mittag von der letzten Einkaufsschlacht vor Heiligabend zurückkam, konnte ich das Grinsen nicht unterdrücken. »Was ist los?«, fragte Karo, und auch Lara schaute erwartungsvoll. »Ist draußen irgendwas passiert?« – »Ich habe gerade einen Anruf bekommen: Wir haben die Zusage für den Garten!« Sofort fing Lara an, durch die Küche zu hüpfen. »Wir bekommen den Garten, wir bekommen den Garten, juhu! Wann fahren wir hin?«, rief sie. Die Krankheit hatte uns Beine gemacht. Aufhören mit Warten und Verschieben. Ab in die grüne Zukunft. Ein gekauftes Häuschen mit Feuerschale, Grill und Gartenmöbeln auf einem gepachteten Stück Land. Nach vorn schauen, Dinge anpacken, das war die Devise. Und auch wenn zwischendurch immer wieder Ängste aufkamen, ob wir uns in dieser Phase des Lebens eine solche Verpflichtung aufbürden sollten – was, wenn es

Karo nach der OP nicht gut ginge und wir lange Zeit nicht zum Garten fahren könnten? Was, wenn Karo nicht mehr arbeiten kann und ich den Garten finanziell ganz allein tragen muss? Schaffen wir es, jedes Wochenende im Sommer dorthin zu fahren? Was wenn, was wenn. Was, wenn es egal wäre. Es machte ein gutes Gefühl. Genau das Richtige für den Moment. Eine kleine Oase, ein Stück Schloss.

Samad.
## DER ERSTE SOMMER

Der erste Sommer ist wie eine Blutinfusion. Ein Kraftspender, der schöne grüne Ort. Im März schneiden wir die Bäume zurück, brav nach Anleitung. Im April wird das Wasser angestellt und wir schrauben zum ersten Mal an der Wasseruhr. Ab Mai versuchen wir, immer freitags schon am frühen Nachmittag loszufahren. Lara kommt gleich nach dem Mittagessen aus der Schule. Ich klappe den Laptop früher zu, um die zahlreichen Überstunden unserer digitalen Arbeitsabenteuer damit abzubauen.

Da die A 10 eine komplette Baustelle war, fahren wir immer über die A 111, im Westen der Stadt. Zubringer zum Flughafen Tegel. Mittlerweile geschlossen, der Flughafen. Der übliche Weg führt durch den Tiergartentunnel. Dann am Westhafen vorbei und auf die Autobahn. Auf der Havel wären wir auch mit dem Schiff hingekommen – fast bis zur Gartentür.

Die A 111 ist ein Relikt aus Westberlin. Viele Tunnel und meistens 60 Kilometer pro Stunde. Mit Tempomat einfach gleiten. Freitags. Der brachial brüchige Asphalt ist das klare Zeichen: Jetzt fängt die Gartenzeit an! Zweieinhalb Tage Freiheit. Geparkt. Ausgepackt. Kühlschrank eingeräumt. Liegestühle aufgestellt. Schon wird Limo geschlürft.

Das Gartenleben ist wie eine Art Sinnbild des Lebens – so, wie es eigentlich sein sollte. Du verbringst meist nicht mehr als drei bis vier Stunden am Tag mit »Reproduktion«. Also mit produktiver Tätigkeit. Mal jätest du Unkraut. Mal streichst du ein Rosengatter. Mal flickst du einen Schlauch oder wechselst eine Sicherung im Kasten. Ja, mal musst du auch eine Leitung austauschen, und bei den ersten drei Versuchen sprudelt das Wasser fröhlich aus den Dichtungen.

Den größeren Teil der Zeit widmest du im Garten jedoch dem guten Leben. Du hängst rum. Du schlemmst. Du schmeißt den Grill an. Du pflückst Brombeeren. Klar ist es auch mal nervig. Du hast was im Baumarkt vergessen. Oder der Rasen ist gebeutelt von Ameisennestern. Oder die Dichtungen erlauben sich Späße mit dir. Geschenkt. Aber alles in allem zeigt dir der Garten, wie gut das Leben sein kann. Wenn wir nicht irgendwo in der Evolution falsch abgebogen wären. Um was zu haben? Antibiotika. Notfallmedizin. Und den Kaufland. Man muss zugeben, es ist nicht leicht, diese Entwicklung zu bewerten. Die moderne Zivilisation ist eine widersprüchliche Kiste.

Aber wenn du im Garten abhängst, dann bist du dir sicher, dass du viel in Kauf nehmen würdest, um jeden Tag so leben zu können. Gut, dafür müsste es immer Sommer sein. Im Winter ist es ungemütlich hier, die Isolierung fehlt. Und die Wasserleitungen frieren ein.

Die Ausflüge in den Garten werden Inseln in einem Horrorszenario. Wobei ich mir mit der Arbeit immer eine Parallelwelt bewahre. Arbeit als Eskapismus. Während Karo sich ständig mit ihrer Krankheit beschäftigen muss, kann ich in diversen Sitzungen Konzepte besprechen, Ausschreibungen vorbereiten und die digitale Kommunikationsstrategie neu ausrichten. Arbeit ist eine eigene Welt. Und meine Arbeit ist wirklich eine gute. Wir widmen uns einer wichtigen Sache und es sind sehr besondere Menschen mit an Bord. Aber natürlich ist es auch Realitätsflucht in dieser Situation. Notwendigkeit und Realitätsflucht. Das Einkommen bleibt unverzichtbar.

Die ersten beiden Jahre nach der Diagnose waren auch noch getragen von der Hoffnung. Es irgendwie zu schaffen. Dass ein medizinisches Wunder bei Karo möglich sein wird. Auch die Arbeit ist Teil des Durchhaltens, ohne kann auch der Garten nicht gezahlt werden.

Und diese Hoffnung auf Heilung wuchs auch im Garten, konnte sich dort nähren. Nach jeder Woche Kampf, nach jeder weiteren Behandlung, waren wir uns sicher, diese zweieinhalb Tage würden ihren Teil dazu beitragen, dass wir zusammen alt werden dürfen. Dass Lara keinen Verlust erleben muss. Dass Karo weiterleben darf.

Karo.

## DER GIERSCH DES LEBENS

Ich liebe unseren Garten. Den Sommer über haben wir es geschafft, fast jedes Wochenende dort Zeit zu verbringen. Ich habe inzwischen Raum für diese Erholungswochenenden, da ich zwei Menschen um mich herum habe, die sich toll um mein Pferd kümmern. Samad und ich genießen kühle Limonade in unseren Liegestühlen, die wir am liebsten in der Ecke mit den meterhohen Sonnenblumen aufstellen. Es scheint, als zeigte jeden Monat eine neue Pflanze ihre bunten Blüten. Die kleine Oase beruhigt die Seele und ich komme endlich dazu, die Bücher zu lesen, die sich bei mir stapeln.

Doch einen Wermutstropfen hat der Garten: Obwohl wir immer und immer wieder säckeweise Giersch pflücken, ihn bis zum dicker werdenden Wurzelgeflecht unter der Erde ausgraben, jeden Fitzel herausrupfen, damit rein gar nichts mehr von ihm übrig bleibt, so kommt er doch immer wieder zurück. Stundenlang kann man an einer Stelle im Beet Zeit damit verbringen, das Geflecht unterirdisch zu verfolgen. Es fasziniert mich, wie weit sich die Wurzeln in der Erde vernetzen. Ich ziehe ganz vorsichtig an den dicken und dünnen Strängen, um ja nichts zu zerreißen, sondern alles im Ganzen an die Oberfläche zu befördern. Wie oft sitze ich mit erdverschmierten Händen, Armen und Knien in einem unserer Beete und bin mir sicher, dieses Mal wirklich den Kampf gegen den Giersch gewonnen zu haben. Und jedes Mal kommt er wieder zum Vorschein. Manchmal ganz zart und langsam, manchmal ruppig und schnell. Ich kann nicht glauben, dass diese Pflanze so viel Energie hat.

Und plötzlich sehe ich in dem Giersch den Krebs.

Nahezu manisch stürze ich mich in unsere Beete, um zu zeigen, dass er keine Chance hat. Doch er hat gute Strategien. Ich fühle mich machtlos, wie ein Medikament, das seine Wirkung gegen die zu schnell wachsenden Zellen verloren hat. Das Herausrupfen des Giersches entwickelt sich zu einem persönlichen, emotionalen Kampf. Und doch versuche ich, die kleinen Erfolge zu sehen, wenn ein Stück Beet zumindest eine Weile von den vereinnahmenden Pflänzchen verschont bleibt. Auf einem beackerten Stück etwa thront nun eine große Sonnenblume, mit langem, kräftigem Stiel. Dort herum habe ich länger keinen Giersch mehr gesehen.

Und so bilde ich mir ein, doch keine Sisyphusarbeit zu betreiben, sondern vielleicht auf lange Sicht ein paar Erfolge auf meiner Seite stehen zu haben. Auf der Seite der Sonnenblume, die ich so liebe.

Samad.

## DAS GUTE LEBEN

Oranienburg wird zu einem Hoffnungsort, der Schrebergarten am Schloss unsere zweite Heimat. Wir haben bald unsere Lieblingseisdiele ausgemacht. Wenn Lara im Garten langweilig wird, dann streifen wir regelmäßig durch den Schlossgarten – für den haben wir mittlerweile eine Jahreskarte. Sie hüpft auf den riesigen Gummiburgen, streift durch die Fontänen der wasserspeienden Wale. Ich sitze dort gerne auf einer Hollywoodschaukel. Mit einem Becher Kaffee. Und schaue ihr zu. Wir schlendern durch die verschiedenen »Zimmer« des Parks, Teil des Landesgartenschau-Konzepts. Weiter hinten geht der Freizeitteil über in einen begehbaren Wald, der direkt an unserem Garten vorbeiführt. Nur durch einen Zaun getrennt. Karo liegt meistens im Liegestuhl dort auf der anderen Zaunseite und wir winken ihr lachend zu. Vermutlich nimmt sie gerade eine Sprachnachricht auf.

Vor dem Schlossgarten gibt es einen kleinen Hafen, eine Brücke rüber auf die andere Havelseite. Die Havel zieht sich durch die Gartenstadt und lässt sich wunderbar mit dem Paddelboot befahren. Dem Schloss zur Seite gleich eine richtig gute Pizzeria mit echt italienischer Besatzung.

Der Sonntagabend birgt immer eine Melancholie. Die Kühltasche packen. Den Garten noch mal wässern. Die Zeitschalter für die Rasensprenger einschalten. Zurück auf die A 111. Zurück zum Brachial-Beton. Zurück nach Kreuzberg. Noch ein, zwei Säcke Gartenabfälle unterbringen in den Biotonnen. Irgendwie schön, wieder in einer Wohnung zu sein. Aber das erste Meeting am Montagmorgen wirkt wie ein Spaßverderber. Zumindest bis das Arbeitsuniversum mich wieder absorbiert und jeden Gedanken über ein falsches Abbiegen verdrängt hat.

Es dürften gerne auch drei Gartentage sein. Oder vier. Mit den gesellschaftlichen Widersprüchen werden wir uns immer rumschlagen, vielleicht nie finale Antworten finden. Aber dieser Garten und die Zeit, die er uns geschenkt hat, ist Gold wert. Das gute Leben per se. Im Schatten des Schlosses, mit den besten Eissorten und Pizzen. Mit Blick auf die Havel, von der Brücke aus. Mit vielen Sonntagsbesucherinnen und -besuchern zum Grillen. Mit vielen Radtouren am Wasser entlang zum nächsten See.

Karo.

## DAS TATTOO

Das gute Leben, es lag schon immer direkt vor unserer Tür, unter anderem in Oranienburg. Der Krebs hat unsere Perspektive gewechselt, uns dankbarer und mutig gemacht. Unsere Aufmerksamkeit dahin gelenkt, wo es gut ist. Das Bewusstsein geschärft. »Aware«, dieses Wort schießt mir häufiger durch den Kopf. Sich Dinge bewusst machen, Kleinigkeiten sensibler wahrnehmen, wertschätzen. Ich mag das Wort, es erinnert mich daran, innezuhalten, mir selbst nachzuspüren, meinem Körper und Geist, meiner Umwelt, den Menschen, die mir lieb sind, sowie den schönen Dingen, die mich umgeben. Wie wäre es also, wenn ich mir dieses wertvolle Wörtchen auf das Handgelenk tätowieren ließe?

Ich fand Tattoos immer etwas schräg und konnte mir nie vorstellen, dass es ein Bild oder eine Botschaft geben könnte, die ich mein Leben lang für gültig und zeitlos klug erklären würde. Was, wenn meine in die Haut geritzte Weisheit mir mit 70 Jahren ähnlich sinnvoll vorkäme wie meine bauchfreien Tops der Neunzigerjahre, von denen ich ebenfalls mal überzeugt war? Doch mit Krebs ist plötzlich alles anders. Warum nicht einfach machen? Mein 70-jähriges Ich wird es eh niemals geben – und somit keine seufzende alte Frau, die ihr eigenes Tattoo irgendwann mal naserümpfend tadelnd anblicken wird. Abgesehen davon glaube ich, dass auch mein älteres Ich dieses Tattoo ziemlich cool gefunden hätte.

Gedacht, getan, und schon stehe ich an einem heißen Augusttag im Jahr 2022 mit meinen Freundinnen Lea und Feli vor einem kleinen Tattoostudio im Prenzlauer Berg. Ich hatte die beiden ebenfalls mit meiner Idee angesteckt, und es fühlt sich gut an, einige meiner Freunde mitzureißen zu ein wenig Schabernack. Der Inhaber, mit dem ich vorher die Einzelheiten für uns drei besprochen habe, lugt aus der Tür heraus. »Na, wer von euch will anfangen?« Wir drei gucken uns an, und ich gehe als Erstes rein. Zuvor hatte ich ihm die Schriftart zugeschickt, nun druckt er den Entwurf in mehreren Größen aus und hält ihn an mein linkes Handgelenk. Wir probieren ein wenig herum, dann lege ich mich rücklings auf die schwarze lederne Liege, den linken Arm ausgestreckt. »Tut nicht weh, oder?«, frage ich ihn. »Na ja, eigentlich schon ganz schön. Als würde ich ein großes Schwert benutzen«, sagt er und lacht über seinen Witz. Er hat einen seltsamen Humor, aber irgendwie mag ich ihn trotzdem. Tatsächlich tut es nicht so sehr weh, das leichte Zwicken fühlt sich sogar gut an – als müsste man sich sein kleines Kunstwerk dadurch verdienen. Mir huscht der Gedanke durch den Kopf, dass ich verstehen kann, warum viele nicht bei einem Tattoo bleiben, sondern gleich weitermachen. Als ich fertig bin, stelle ich mich vor den Spiegel. Und bin so unfassbar glücklich. »Aware«, es passt perfekt! Zuvor hatte ich mit Lea eine Weile über das Tattoo gesprochen, und am Ende haben wir uns dazu entschieden, beide dasselbe Motiv machen zu lassen. Nachdem auch sie fertig ist, lässt sich Feli drei Vogelsilhouetten auf das Handgelenk tätowieren. Wir strahlen uns an. So gut, dass wir das gemacht haben! Die Hitze an diesem Tag ist unerträglich, doch als wir uns auf den Weg zu einem nahe gelegenen Restaurant machen, um eine Kleinigkeit zu essen, kommen dicke schwarze Wolken auf uns zu. Als wir ankommen, donnert es, der Regen setzt ein, und wir finden gerade noch einen Platz unter der Markise. Mit kühlem Rosé stoßen wir an, blicken immer wieder auf unsere neuen Tattoos und gründen am Abend eine Messenger-Gruppe mit dem Namen »Tits & Tats«.

Ein halbes Jahr später wird sich meine Freundin Feli mit ihrem Freund, ihrem Hund und ihren drei verewigten Vögelchen auf dem Handgelenk in ihr vollgepacktes Auto setzen, um nach Irland auszuwandern. Sie liebt das Land und konnte sich immer schon vorstellen, dorthin zu gehen. Erst durch mich, durch meine Krankheit, meine Worte, den Gedanken an die Endlichkeit, so sagt sie, macht sie ihren Traum nun wahr. Meine Freundin Lea, die schon immer das gemacht hat, wonach ihr gerade ist, lacht liebevoll, als sie davon erfährt, und sagt: »Siehst du, Karo, allein durch so etwas bist du schon unsterblich.« Was für ein Gedanke. Und so wahr, jeder von uns ist eigentlich unsterblich, denn jeder inspiriert doch jeden irgendwann für irgendwas, das bleibt.

Karo.
VOGELFREI

Die Natur fühlen, in allen Facetten. Dahin zieht es mich, immer mehr. Der Garten wird zur besten Übung, auch wenn wir dort natürlich vieles kultivieren. Dennoch: Draußen sein, sich spüren, der Erde und dem Himmel so nah. Weg vom Beton in Kreuzberg. Vor Jahren noch undenkbar, war doch Berlin das Größte, das Schönste, was wir uns wünschen konnten.

Im Sommer 2022, ein paar Monate nachdem Dr. Annen zu mir sagte, es gebe keine Hoffnung mehr, möchte ich fliegen, hoch, hoch hinaus. Eins werden mit der Luft. Als ich an einem heißen Tag mit meiner Freundin Sophie beim Pferd bin, spreche ich den Gedanken an. Wie immer reden wir – eingepackt in unsere alten, dreckigen Klamotten, die wir nur im Reitstall tragen – über das Leben, die kleinen und die großen Dinge. Aneto guckt entspannt aus seiner Box, die Tür ist offen. Ich versinke in Gedanken, streichle ihm mit meiner rechten Hand immer wieder über die hellen Nüstern, während er genussvoll seinen Kopf nach unten sinken lässt, die lange helle Mähne zerzaust und mit ein wenig Stroh versehen. Im letzten Sommer haben Sophie und ich noch so viele Stunden mit langen Ausritten verbracht, haben uns vom Pferd aus Mirabellen und Äpfel am Wegesrand gepflückt, sind lachend durch Felder mit meterhohem Mais geritten. Der Natur ganz nah. Kann nur Fliegen schöner sein? »Paragliding, das wär's!«, sage ich, halb zu mir, zu Aneto und zu Sophie. Sie steht zwei Boxen weiter weg, hat gerade den Sattel auf den Rücken ihres Pferdes gelegt. »Da wär ich doch glatt mit dabei!«, sagt sie und lacht. »Wie ist es denn in deinem Heimatort in Österreich?«, frage ich sie. »Kennst du zufällig einen guten Spot, wo man das machen kann?« Sophie grinst vielsagend. »Zufälligerweise gibt es direkt gegenüber vom Haus meines Vaters eine gute Möglichkeit. Und weißt du, was? Ich habe sogar noch Gutscheine von dort! Dann kann ich die endlich mal einlösen. Wie wäre das?« Jetzt grinse auch ich, und sofort planen wir ein Datum im September ein.

Als ich mit Sophie und ihrem Freund Victor in der Seilbahn mitten in Tirol nach ganz oben fahre, bin ich seltsamerweise überhaupt nicht aufgeregt. Zu groß ist die Vorfreude darüber, gleich ganz oben in der Luft zu schweben. Sophie ist ebenso entspannt. Victor wiederum, geplagt von Höhenangst, schaut sich leicht nervös in alle Richtungen um. »Ganz schön hoch hier«, sagt er, abwechselnd nach oben und nach unten blickend. An der Station angekommen, erwarten uns drei Männer, die uns unsere Schirme auf die Schultern schnallen. Ein riesiger Berg aus dünnem Material, der nun auf meinem Rücken hängt und mir sofort das Gefühl gibt, ich sei nur einen Meter groß. Gemeinsam stiefeln wir einen kleinen Weg entlang zu einer Skipiste, die von hier ganz schön steil aussieht. Noch liegt kaum Schnee, nur an wenigen

Stellen ist es etwas weiß, der Großteil vor uns ist grüner Rasen. Der Blick von hier fesselt mich sofort. Die weißen Bergspitzen im Hintergrund, der blaue Himmel; hätte ich nicht diesen schweren Schirm auf meinem Rücken, ich würde mich so frei fühlen. Dann endlich können wir alles auf dem Boden ablegen, unsere drei Tandempartner bereiten alles vor. Wir steigen in die Halterungen, werden festgeschnürt, setzen Helme auf, ziehen Handschuhe an. Alex wird mit mir fliegen. Die drei sind locker drauf, freuen sich ebenso auf den Flug an diesem herrlich schönen sonnigen Tag.

Sophie ist als Erste fertig. Ihr Tandempartner hat sich hinter sie geschnallt, die beiden laufen ein paar Takte bergab, und schon gleitet der blaue Schirm in den Himmel, die beiden heben ab. Wie harmonisch es aussieht. Wie still es hier oben ist. Ich kann gar nicht aufhören zu grinsen. Als Nächstes sind wir dran. Alex klemmt hinter mir, meine Oberschenkel sind in ein paar Seilen festgezurrt. Wir laufen los, drei Schritte bergab, und schon zieht uns der große orangefarbene Schirm nach oben. Ich fliege. Und ich bin glücklich. Ganz sanft gleitet der Schirm nach oben, irgendwie schnell und doch so gemächlich. Und vor allem: so leise. In sanften Kreisen geht es immer weiter in die Höhe. Ich sehe Sophie in der Ferne, wie in einem Luftballett kreisen unsere Schirme harmonisch aneinander vorbei, wir etwas weiter unten als sie.

Vor vielen Jahren habe ich einen Fallschirmsprung gemacht, ich erinnere mich noch gut an meine Aufregung da oben im kleinen Flugzeug, als plötzlich die Tür aufging und ich mit meinem Tandempartner nach vorne robben musste. Keine Zeit zum Zögern, sofort ging es abwärts, mein Schrei schien akustisch gar nicht auf meiner Höhe zu bleiben, sondern weit über mir, so schnell zog es meinen Körper nach unten. Irgendwann der Schirm, der aufging und für Ruhe sorgte. Adrenalin auf Anschlag. So schnell vorbei, dass ich gleich wieder hochwollte. Jetzt beim Paragliding ist es anders. Viel ruhiger. Fast meditativ. Ich fühle mich, als wäre ich vollgepumpt mit Glückshormonen. Sie fliegen alle mit mir mit, genießen die Aussicht, die mich überwältigt. So hoch oben sind wir, weit über den höchsten Bergspitzen. Ich spüre den Wind, der uns antreibt, uns gnädig den Weg weist, uns aufnimmt und uns teilhaben lässt an diesem Wunder. Sollte es so etwas wie Wiedergeburt geben, dann wär ich gern ein Vogel, schießt es mir durch den Kopf. Wie glücklich die sein müssen, die erleben das ja ständig. Spüren sie das überhaupt, dieses Glück am Fliegen?

Noch nie habe ich mich so sehr im Einklang mit der Natur gefühlt. Frei fliegen. Ein Teil des Ganzen sein. Alex lenkt uns sanft nach links, um uns herum die weißen Bergspitzen. Wir ganz oben. Ich möchte, dass es nie vergeht. Ich darf kurz selbst lenken, nun bin ich doch ganz schön nervös. Das Adrenalin in meinem Körper schiebt die Frage an: »Ich hab gesehen, dass ihr ziemlich wild unterwegs sein könnt mit dem Schirm. Können wir das auch mal versuchen?«, höre ich mich fragen. »Na klar«, sagt Alex, und schon dreht er den Schirm herum, ich fühle mich, als würden wir ins Bodenlose fallen. Der Horizont, er dreht sich um. Wir machen einen kleinen Looping, ich spüre, wie der Wind in mein Gesicht bläst. Ich rufe kurz etwas, fühle mich kribbelig, nehme mich ganz und gar wahr. Drauf einlassen, mitgehen, vertrauen. Alex balanciert uns aus, wir schweben wieder ganz ruhig. »Wahnsinn«, sage ich und fange an zu lachen. Ganz langsam gleiten wir nach unten, die winzigen

Häuschen unter uns, sie werden größer. Ich möchte ewig weiterfliegen, und das, obwohl wir schon ein wenig die Zeit überziehen. Weil auch Alex richtig Lust hat auf den Flug. Im September seien solche guten Aufwinde selten, sagt er. Ich strahle. Wie die Sonne. Was für ein Glück! Wir landen, so sanft. Als wäre ich in einem Traum. Nur besser. Mitten auf einer grünen Wiese sitze ich, Alex schnallt den Schirm ab, ich fühle in mich hinein. Nur Gutes. Nebenan auf der Wiese grasen ein paar hellbraune Kühe. Ich sehe Sophie in der Ferne, wir laufen aufeinander zu, grinsen beide. Kurz darauf schauen wir nach oben. Der arme Victor, wie es ihm wohl ergangen ist mit seiner Höhenangst? Er landet, kommt auf uns zu. Und grinst, so wie wir. »Ich glaube, ich habe meine Höhenangst überwunden«, sagt er laut. Wir befreien uns von unseren letzten Schnallen und gehen rüber in einen Biergarten. »Auf uns!«, sagen wir und stoßen an. Warum nur habe ich das nicht schon viel früher gemacht?

# 4.
# Zusammen die Zeit anhalten

Karo.
ANGST

Der Duden sagt, Angst sei ein »mit Beklemmung, Bedrückung, Erregung einhergehender Gefühlszustand [angesichts einer Gefahr]; [ein] undeutliches Gefühl des Bedrohtseins«. Jeder Mensch lernt Angst schon früh kennen, als Kind etwa vor der Dunkelheit oder dem Alleinsein; später die Angst davor, einem selbst oder jemandem, der oder die einem nahesteht, könnte etwas passieren. In unserer Gesellschaft produzieren und akzeptieren wir die Angst vorm Versagen, die Angst, nicht zu genügen, die Angst, eine schlechte Mutter oder ein schlechter Vater zu sein. Unser ganzes Leben lang spüren wir immer mal wieder dieses beklemmende Gefühl. In unserer Emotionspalette spielt Angst eine wichtige Rolle und ist unverzichtbar, warnt sie uns doch vor Gefahren und unbekannten Bedrohungen und macht uns wachsam. Wir müssen also lernen, Angst als ewig Verbündete mit uns herumzuschleppen, auch wenn es uns manchmal lästig erscheint.

Die Nachricht, eine schwere, womöglich unheilbare

Krankheit zu haben, erzeugt ein extremes Angstgefühl. Als ich im Jahr 2020 meine Diagnose von dem jungen Stationsarzt zu hören bekam, tobte in meinem Körper ein Feuerwerk der Botenstoffe. Ein Gefühl, zu fallen. Nicht zu wissen, ob einem gerade kalt oder heiß ist. Bestimmte Dinge wie ein Raubtier messerscharf wahrzunehmen, während vieles um einen herum verschwimmt. Die Augen des Arztes, die ich nicht vergessen werde, stehen meinen Worten gegenüber, die schon Sekunden nach dem Aussprechen verschwommen waren und wohl nie wieder in meine Gedanken zurückkommen werden. In bestimmten Momenten ist Angst einfach da und man kann gar nicht anders, als ihr Raum zu geben.

Daneben gibt es viele Situationen im Leben, in denen uns eine Angst überkommt, die wir uns selbst einreden. Nicht genügen zu können etwa. Diese Angst ist ein Leitsatz, den sich viele selbst immer und immer wieder einreden; einige von uns öfter, einige von uns weniger oft. Dabei ist diese Angst nicht zielführend. Sie macht unseren Verstand nicht hellwach und rettet uns vor etwas, das uns bedroht. Sondern auf diese Weise wird die Angst selbst zu etwas Bedrohlichem. Ein dauerhafter Zustand der Angst führt zu Stress, und davon haben die meisten durch so viele Herausforderungen im Alltag eh schon genug.

Durch meine Krankheit muss ich einen Umgang mit neuen Ängsten lernen. Der temporären Angst, Schmerzen zu spüren, der großen Angst davor, nicht alt zu werden, der Angst vor dem Tod. Und manchmal zischt auch die Angst, mich zu verändern, körperlich und seelisch, durch mich hindurch. Nicht wissen zu können, was kommt. Das kann einen in ein Loch hineinreißen, so ein Gefühl kommt leise angeschlichen und ist plötzlich so präsent, dass man es nicht bändigen kann. Eine beunruhigende Nachricht der Ärzte kann das ebenso tun. Manchmal sitzt man mittendrin in der Angst-Achterbahn und ist schon angeschnallt.

Vielleicht ist es eine gute Übung, die Loopings, die uns bevorstehen, zu akzeptieren, anstatt bei jeder Bewegung an Flucht zu denken, die nun eh nicht mehr möglich ist. Mehr noch: Vielleicht kann so ein Looping ja sogar Freude bereiten, wenn wir eh schon mittendrin sind? Nützt ja nichts, vor einigen Dingen kann man eben nicht weglaufen. Schon gar nicht vor seinem Körper, wenn dieser krank ist. Also lieber drauf zulaufen, aufrecht und mutig, anstatt aus dem eigenen Kopf und Körper fliehen zu wollen.

Ich glaube, es steckt viel Gutes darin, seine Ängste anzunehmen und ihnen einen guten Platz zuzuweisen, statt eine Art Angst vor der Angst zu entwickeln. Sich nicht hineinzusteigern in diese Emotion, die wir nicht spüren wollen, sondern beherzt darauf zuzugehen in dem Wissen, dass keine Angst der Welt ewig andauern wird. Angst geht vorüber. Wenn wir es wollen, noch schneller, denn wenn wir selbstbewusst durch sie hindurchgehen und ihre Existenz akzeptieren, anstatt sie leugnen zu wollen, ist es schneller vorbei. Mehr noch fühlen wir uns sogar stärker dadurch, denn die Angst hat uns nicht in die Knie gezwungen, sondern wir haben sie herausgefordert und ihr standgehalten.

Mir hilft außerdem der Gedanke an die Unendlichkeit des Universums und des Seins. Mich fasziniert der Gedanke, wie lange das Universum schon existiert und dass es immer und immer weitergeht. Nichts im Leben hört einfach auf, es ist alles nur eine weitere Stufe von etwas. Nach dem Schmerz kommt eine Erlösung, sei es durch Heilung oder den Tod. Und selbst der Tod heißt ja nicht, dass plötzlich nichts mehr von uns da ist, sondern ganz so, wie es das Universum immer und immer wieder praktiziert, läuft eine Art Kreislauf weiter. Ein unendliches Aneinanderreihen von Ereignissen. Stirbt ein Stern, so fliegen unfassbar viele Teilchen durch das Universum. Letztendlich ist Sternenstaub nichts anderes als all jene Elemente, die wir auf der Erde kennen. Auch wir selbst bestehen aus diesen Elementen, laut Urknalltheorie sind wir also nichts anderes als Sternenstaub – und ich finde diesen Gedanken so großartig.

Das klingt ja fast schon kitschig-philosophisch, ist aber tatsächlich nichts anderes als pure Wissenschaft. Das Leben und alles, was darüber hinausgeht, alles geht irgendwie weiter und hört nicht einfach auf. Ich finde diesen Gedanken tröstend, und wenn mich zwischendurch mal wieder eine kleine oder mittelschwere Angstwelle packt, dann denke ich daran, dass alles Existierende in Bewegung ist und dass ich mich den Bewegungen einfach hingeben kann, anstatt zu versuchen, mich dagegen zu sperren. Fühlt sich irgendwie beruhigend an, finde ich.

Und so gehe ich nach meinen ersten zwei Chemo-Tabletten-Wochen – der inzwischen siebten Therapie, mit der wir es versuchen – mit Samad in einem kleinen Club tanzen, ganz entspannt draußen, am Rande der Menge. Mit dem Flow mitgehen, anstatt mich Tag für Tag von Ängsten leiten zu lassen, ist die Devise. Denn was für jeden von uns kommen wird, kann eh niemand vorhersehen, egal ob krank oder gesund. Ich beschließe: Was auch immer noch in meinem Leben auf mich wartet, ich bin bereit dafür.

Samad.
## BAHNEN IM KOPF

Auch bei mir ist die Angst seit der Diagnose ein ständiger Begleiter. Die Angst, was mit Karo passieren wird. Die Angst, alleine zurückzubleiben. Die Angst, diese ganze Geschichte nicht mittragen zu können. Die Angst, selbst zu erkranken, rückt auf einmal auch näher.

Und wie Karo sagt, zwar musst du durch diese Ängste durch. Aber sich nicht von ihnen einkriegen zu lassen ist die große Kunst. Sich ihnen zu stellen, aber auch durch sie hindurchgehen zu können. Denn auf der anderen Seite liegt ein Ort ohne Ängste. Auf der anderen Seite kannst du ins Jetzt eintauchen. Wenn dir die Krankheit schon die Zukunft nimmt, dann bitte schön nicht auch noch die Gegenwart. Das Gegenteil von Angst ist Mut, Optimismus, Positivität. Wenn du diesen Gesellen folgst, dann kannst du in ein Jetzt eintauchen, das plötzlich intensiver ist als jemals zuvor. Die Komfortzone wurde eh zerstört, dann kannst du auch einfach auf das Ungewisse zugehen.

Im Jetzt fahren wir nach Neuruppin in eine Therme. Sündhaft teuer, leider geil. Eine schwimmende Sauna im See. Riesig. Aufgüsse, die Waldspaziergang heißen. Wir waren schon mal hier zur Sommerzeit. Man konnte oben auf dem Sonnendeck liegen nach den Saunagängen. Noch ohne Diagnose. Jetzt ist Winter, der Ruppiner See liegt im Nebel. Solebecken, die Haut mit Salz abreiben. Alles rausschwitzen. Fein essen am Abend, pompös frühstücken. Spazieren. Die Geschenke sind mittlerweile fast alle immateriell geworden. Eine Abendfahrt auf der Spree mit Candle-Light-Dinner und Wein. Ein Meditationswochenende in Oranienburg.

Wie intensiv die Gegenwart, das Jetzt sein kann, sehe ich so messerscharf erst heute. Ich blicke zurück auf unsere Ausflüge und Urlaube, auch die vor der Diagnose. Ein Schloss in Polen war dabei, charmant und skurril. Pfauen im Garten, die zum Angriff bliesen, wenn wir ihnen zu nahe kamen. Und eine holländische Jägertruppe, die abends in der Bar Lieder sang von Wald und Blut. Ein Osterwochenende im Spreewald, Paddeln und Schlemmen. All diese besondere Zeit erscheint im Rückblick wie Goldstaub. Das Leben in Gold verwandelt. Beste Freunde in Madrid und Valencia besuchen. Im Hochsommer die Weinstraße im Elsass runterfahren. In Nizza Meeresfrüchte naschen. Das Wochenende an der Feldberger Seenplatte mit Freunden. Camping an der Müritz. Freie Stunden, Städte, Natur, Gesellschaft, Lachen. Eigentlich logisch. Trotzdem wird mir erst jetzt richtig bewusst, wie wertvoll diese Lebenszeit ist. Die Krankheit stellt die Frage unverblümt, eher mit der Pistole auf der Brust: Was zählt im Leben, was bleibt, was ist gutes Leben, was ist Zeitverschwendung? Wenn du dich bewusst in der Gegenwart bewegst, dann hast du gute Chancen, deine Lebenszeit nicht zu verschwenden.

Wir kommen am Sonntagnachmittag wieder nach Berlin. Alles sträubt sich gegen die Stadt, bei Fontane, in Neuruppin, war es so viel schöner. Hier suggeriert schon der Beton eine gewisse Enge. Außerdem ist es draußen grau. Trotzdem geben wir uns einen Ruck, gehen raus aus den vier Wänden. Am Holzmarkt ist nichts los. Dafür auf der Insel der Jugend, mitten im Treptower Park. Wir schieben die Fahrräder über die Brücke. Bunte Lichter am Ufer, Musik, eine riesige Feuerschale. Es gibt heißen Kinderpunsch. Hier bleiben wir. Schauen ins Feuer, in die Lichter. Lauschen den Gesprächen, kichern, legen uns Decken um. So plätschern die Stunden fröhlich verspielt dahin. Der Sonntag neigt sich dem Ende zu, auf der Insel wird eingepackt. Im Nieselregen fahren wir langsam zurück, machen Kerzen an im Wohnzimmer und Musik. Ziehen die Vorhänge zu.

Wenn du genau hinschaust, dann ist das Wunder überall. Nur nicht am Sonntagabend um 20.15 Uhr im Tatort. Was läuft falsch, wenn Zeit zu verschwenden da ist? Das Hamsterrad des Alltags und festgefahrene Bahnen im Kopf, die uns bestimmen. Gewohnheit ist der Tod, sie erstickt das intensive, das echte Leben. Gleichzeitig ist sie so naheliegend, weil sie Sicherheit bietet. Sicher und trocken durchkommen. Wenn man die Bahnen im Kopf nur immer wieder zum Tanzen bringen könnte. Warum gelingt das erst jetzt, in dieser Situation?

Karo.

## DURCHATMEN

Im Sommer 2021 setzen Samad und ich unsere Reiserucksäcke auf und machen gemütliche Fahrradtouren durch die Gegend rund um Oranienburg. Wir sonnen uns im Garten, bestaunen die vielen Rosen, freuen uns über Blaubeeren und Johannisbeeren. Die Zeiten, in denen die Krankheit leiser wird und dadurch in den Hintergrund tritt, sind wichtig. Wenn die Beerenernte präsenter ist als das nächste CT, dann kommt man gut über die Runden.

An einem Wochenende im Juli lösen Samad und ich endlich das Geschenk ein, mit dem ich ihn an Weihnachten überrascht habe: ein Meditationswochenende in einem buddhistischen Zentrum in der Nähe unseres

Schrebergartens. Am Freitag kommen wir an und fühlen förmlich die Stille an diesem Ort. Die anderen Kursteilnehmenden wirken gelassen und wohlwollend, unser Zimmer mit den hohen Decken ist geräumig und hell, mit Blick auf den angrenzenden Wald, der fast schon spätsommerlich anmutet. Im großen Tempelraum, vor uns riesige goldene Statuen von Buddha und anderen im Buddhismus wichtigen Figuren, lernen wir unter Anleitung, zu unserem Innersten zu kommen. Zu dem Punkt, an dem wir zu Frieden finden, uns nicht von anderen provozieren lassen, sondern sie von ihrem Leid befreien und damit letztendlich auch uns selbst. Es wird ein intensives Wochenende, das wir vor allem mit unseren bordeauxroten und blauen Meditationskissen auf einer kleinen Stoffmatte auf dem Boden verbringen. Zwischen den Sitzungen, die über den Tag verteilt stattfinden, schlendern Samad und ich durch den Wald, der nach feuchter Erde und Holz riecht. Wir sprechen darüber, wie wir die folgende Zeit gestalten wollen. Und wie wir finanziell über die Runden kommen können, zum Glück auch mit der Unterstützung meiner Eltern.

An einem kleinen See auf dem großen Gelände setzen wir uns ins Gras, ich lehne meinen Kopf auf Samads rechte Schulter. Wir beide blicken still auf all die Natur, die glitzernd anmutenden kleinen Blätter der großen Birke links von uns, die eleganten weißen Blüten, die sich vorn Richtung Ufer ausgebreitet haben.

In unserer letzten Sitzung am Sonntagmittag erzählt unsere Meditationslehrerin die Geschichte von einem Mann, der als unheilbar krank galt. Darum habe er sein altes Leben hinter sich gelassen, um sich in Tibet voll und ganz der Meditation zu widmen. Angeblich ging es diesem Mann noch lange recht gut, besser, als die Ärzte vermutet hätten. Als wir unsere Sachen packen und im Chaos unseres Zimmers stehen, nimmt Samad mich lange in den Arm. »In der letzten Geschichte hat sie, glaube ich, von dir gesprochen«, sagt er und küsst mich auf die Stirn. Ich lächle, mir wird warm und ich drücke mich fest an seinen Oberkörper. »Bestimmt hat sie das«, sage ich. »Eine schöne Geschichte.«

## Samad.
## REFRESH-BUTTON

Vielleicht ist das Meditationswochenende sogar das beste aller Geschenke. Eigentlich verrückt, wir sitzen fast die ganze Zeit nur in einem großen Raum. Die Lehrerin spricht sehr frei, berichtet von ihrem Weg. Zum Buddhismus einerseits. Aber eigentlich geht es eher um eine Befreiung aus den bekannten Bahnen. Wir meditieren. Vier Sessions am Tag, jeweils circa anderthalb Stunden. Die lockeren einleitenden Erzählungen sind ideal, um sich einzulassen. Und die Meditation selbst fließt dann einfach, lässt dich neue geistige Wege beschreiten. Erlaubt dir, deine mentale Kraft zu nutzen. Eine eigene Realität ist gestaltbar und sie beginnt in deinen Gedanken. Ein simpler Trick eigentlich. Aber gleichzeitig anspruchsvoll. Wann nehmen wir uns schon mal diesen Raum, um den Versuch zu wagen, ein wenig freier zu werden?

Wir lernen, dass es einen Geisteszustand gibt, einen Ort im eigenen Geist, den die Meditationscracks gerne Higher Self nennen. Wenn du dort ankommst, dann hast du alle sogenannten Verblendungen ausgeblendet oder sie für einen Moment überwunden. All das, was dich in der Regel umtreibt, die ewigen Emotionen, die alles für dich einordnen, bewerten, die ein Geflecht bilden, das wir unser Leben nennen.

Du schwebst darüber und kommst vielleicht zu einer höheren Existenz, mindestens jedoch zu einer anderen. Einer freieren. Bei dieser Übung – und es braucht recht viel Übung dafür – befreist du dich von vielem, was das Leben sonst fest im Griff hält, in festen Bahnen lenkt.

Zahlreiche dieser fesselnden Emotionen stecken seit der Kindheit tief in uns, es sind gesellschaftliche Einschreibungen mit starken familiären Noten. Im Higher Self kann es dir sogar gelingen, nicht nur deine emotionalen Fesseln zu überwinden, sondern auch die Angst vor dem Tod. Zumindest ansatzweise. Du bist anders mit dem Universum verbunden, überkommst dein Ego für einen Augenblick. Und spürst die Gewissheit, dass der Tod eigentlich nichts Schreckliches ist. Wir sind alle Teil dieses ewigen Kreislaufs, und nur unser Ego macht uns Angst vor dem Sterben. Wir könnten den Tod anlächeln, wenn wir auf dieser hohen Plattform länger bleiben könnten, wenn es uns gelingen würde, im Higher Self zu verweilen. Vielleicht ist das mit Erleuchtung gemeint. Ein Geisteszustand, in dem wir uns von den irdischen Beschränkungen befreit haben – auch von der Angst vor dem Ende.

Am Sonntagabend strahlt mich eine Frau mit amerikanischem Akzent an, die sich um die Wäsche kümmert. »You look refreshed. That's why I'm coming back for 20 years now. To push the refresh button.« Sie lacht laut und herzlich. Wie recht sie hat. Ein Rausch lässt dich am nächsten Tag im Schmerz zurück. Der Schmerz ist der Preis für die Freuden, die uns der Rausch beschert. Mit der Meditation ist es genau andersrum. Es geht nicht so steil aufwärts am Anfang. Kein Dopaminkick. Aber eine Befreiungsarbeit – auf Basis der eigenen Geisteskraft.

Wie krass es eigentlich ist, dass unsere Gedanken und Gefühle sich an jedem Tag zu 80 oder 90 Prozent decken mit den Gedanken und Gefühlen vom Vortag. Unsere Bahnen sind weitgehend festgezurrt. Und obwohl unser Geist ein quasi unbegrenztes Potenzial hat, bleiben wir in den Bahnen hängen, drehen unsere Runden mit ganz geringer Varianz. Du musst den Geist trainieren, wenn du dein Leben verändern willst. Ich lächle die Frau mit der Wäsche an. Sie wirkt jünger als viele Menschen ihres Alters und sagt: »Bis zum nächsten Mal!«

Karo.

## VERBUNDEN MIT MIR

Als wir zurückfahren nach diesem Wochenende, spüre ich in meinem Körper eine Ruhe und Verbundenheit mit mir selbst, die mir aufzeigt, wie viel Macht darin steckt, sich intensiv mit seinem Geist auseinanderzusetzen. »Refresh-Button« trifft es ganz gut. Ich hatte gehofft, dass das Meditieren etwas mit mir machen würde. Wie sehr ich in mir ruhe, erstaunt mich dann aber doch. Gedanken loslassen können; sie nicht bewerten, sondern einfach nur wahrnehmen. Sie kommen und gehen lassen. Ihre Anwesenheit akzeptieren. Wie oft stemmen wir uns gedanklich gegen etwas, das uns nicht passt. Natürlich möchte ich nicht krank sein. Nicht sterben. Aber was habe ich gewonnen, wenn ich jeden Tag innerlich tobe und schreie, weil ich die Wahrheit nicht aushalten will und kann? Aus meiner begrenzten Lebenszeit – und wir haben alle eine begrenzte Lebenszeit, auch wenn wir gesund sind – hole ich am Ende wahrscheinlich viel mehr heraus, wenn ich es schaffe, innerlich bei mir zu bleiben und mich anzulächeln.

Ich atme durch.

Diesen Zustand auch zu Hause abrufen zu können wird fortan zu einer anspruchsvollen Übung.

Samad.

## QUELLE DES LEIDS

Den Refresh-Button in den Alltag einzubauen ist nicht leicht. Viel leichter ist es, zu einem Glas Wein zu greifen, um sich zu entspannen. Der Alltag lässt uns oft wenig Raum für diese Höhen – das Higher Self, das zeitweise Überkommen des Egos mit den Mitteln der Meditation. Im Alltag ist das Leben aus viel Leid gestrickt. Ein großer Teil des Leids speist sich aus Erwartungen. Natürlich gibt es auch das rein physische Leid, Hunger, Schmerzen. Aber Erwartungen daran, wie das Leben zu sein hat, sind in der Wohlstandsgesellschaft wahrscheinlich zur größten Quelle des Leids geworden.

Karo.

## ERDBEBEN – IN BERLIN UND IM KÖRPER

Was bedeutet Leid? Nehmen wir alle nicht viel zu oft unsere Lebenssituationen so wahr, als würden wir leiden? An der Gesellschaft? Den Normen? Der Schnelligkeit, mit der die Welt sich verändert? Wir alle müssen durchkommen, Geld verdienen, uns gewissermaßen anpassen. Niemand sagt, das Leben sei leicht. Und dennoch haben wir vielleicht mehr Einfluss auf unser subjektives Leidempfinden, als wir meinen. Je mehr ich durch meine Krankheit körperlich leide, umso bewusster wird mir, dass ich meinen Geist, zumindest zeitweise, von Leid befreien kann. Ich stelle mir etwa vor, mein Geist sei ein großes Tier, das sich mit ausladenden Flügelschlägen aus dem kranken Körper befreit und ihm Zeit gibt, zu heilen. Direkt über mir meine ich das Tier zu spüren, wie es sanft dahingleitet und mir mit seiner Ruhe zu verstehen gibt, dass alles in Ordnung ist, zumindest in meinem Geist. In Vorstellungen dieser Art liegt eine große Kraft, die wir viel zu selten nutzen. Denn immer wieder hat der Alltag uns im Griff, und die gelernte Bahn im Hirn, die uns ein geistiges Leid so eindeutig spürbar macht, liegt einfach viel zu nah.

Mai 2022. Nach der miesen CT-Nachricht meiner Ärztin und dem Wissen, wohl doch recht bald an meinem Krebs zu sterben, weiß ich nicht so recht, wohin mit mir. Also nehme ich meine bewilligte Reha wahr und reise dafür in ein anderes Bundesland. Den Kopf freibekommen, ein paar Dinge regeln, drüber nachdenken, was man nun vom Leben noch erwartet. Ich weiß nicht genau, wie ich mir eine Reha vorgestellt habe, aber diese große Menge an sehr alten Menschen überrascht mich dann doch. Zumindest die ein oder andere Patientin hatte ich mir gewünscht, mit der ich mich möglicherweise über Brustkrebs oder Ähnliches austauschen könnte. Doch als ich die Eingangshalle betrete, fühle ich mich prompt, als würde ich hier eigentlich meine Oma besuchen. Um mich herum tummeln sich vor allem sehr alte Menschen mit frisch restaurierten Hüften und Knien. Was ich erst jetzt begreife: Diese Klinik behandelt nicht nur Menschen mit onkologischen Erkrankungen, sondern schwerpunktmäßig orthopädische Fälle. Herrje, und ich, rund 50 Jahre jünger als alle anderen, mittendrin. Nun gut, nützt ja nichts, ich atme tief durch und freue mich darüber, zwischen all den Gerdas und Wilhelms zu den Besten beim Nordic Walking und beim Krafttraining zu zählen. Und ich komme tatsächlich ein wenig zur Ruhe, um mir Gedanken zu machen, etwa ob ich von jetzt an noch arbeiten möchte oder mich für eine Erwerbsminderungsrente entscheide.

Am dritten Wochenende plane ich eine kleine Flucht. Vor Wochen hatte ich Samad zum Geburtstag Tickets für ein Festival auf dem Tempelhofer Feld geschenkt, da dort eine seiner Lieblingsbands spielen würde, die Parcels. Zu dem Zeitpunkt war die Reha noch nicht eingeplant, nun wollte ich die Tickets aber nicht verfallen lassen. Die Klinik sieht es nicht gern, wenn man am Wochenende nach Hause fährt, darum sage ich nicht mal meinem Tischnachbarn etwas von meinen Plänen. Ich erzähle ihm, meine Eltern kämen mich besuchen und ich würde mich deshalb am Wochenende vom Essen abmelden. Für meine Verhältnisse ein fast schon kriminelles Vorhaben.

Als ich am Freitag nach meinem letzten Kräuterbad zum Auto hinausschleiche, versuche ich, betont unschuldig zu gucken. Ich düse los und schaffe es knapp zur verabredeten Zeit, zu Hause zu sein. Ein wenig Glitzer auf die Wangen, schon steigen Samad und ich auf die Fahrräder, um rechtzeitig die Parcels zu erwischen, die schon um 17 Uhr dran sind. Als wir in die Nähe kommen, sehen wir eine riesengroße Schlange. »Oh, no, das schaffen wir doch nicht rechtzeitig, wenn wir uns da anstellen müssen, oder?«, sage ich besorgt und vor meinem inneren Auge flattern die Konzerttickets mit kleinen Flügeln durch die Luft, um sich zu verabschieden. Recht weit weg finden wir einen Platz für unsere Fahrräder, es ist so unerträglich heiß, doch wir müssen uns beeilen. Im Stechschritt laufen wir an der Schlange entlang, weit, weit nach vorne, überholen viele, viele Menschen. Na gut, ich bin ja jetzt eh schon kriminell, dann kann ich mich auch vordrängeln. Kurz denke ich an meinen Tischnachbarn mit neuer Hüfte, der um Punkt 17 Uhr, also schon in einer halben Stunde, sein Abendbrot bekommt. Wurst vor allem, wie es sich für ein gutes deutsches Büfett gehört. Es schüttelt mich kurz. Wir stellen uns irgendwo weit vorne in der Schlange an, versuchen so lässig wie möglich zu wirken, als würden wir irgendwen in der Menschenmenge kennen. Ein paar böse Blicke, aber ansonsten geht es.

Die Sonne brennt auf meinem Kopf, erst jetzt merke ich, dass ein Hut clever gewesen wäre, schließlich gibt es auf dem gesamten Tempelhofer Feld kein bisschen Schatten. Langsam schiebt sich die Schlange nach vorne, wir schleusen uns durch den Securitycheck, holen uns zwei kühle Bier im Plastikbecher, schlängeln uns nach vorn zur Bühne und erleben ziemlich punktgenau den Start der Parcels. Ich atme durch, wir stoßen an. Ich fühle mich, als sei ich aus einem Gefängnis ausgebrochen. Blicke mich um. So viele Menschen! Nach der Pandemie, und eigentlich ist sie jetzt ja noch gar nicht ganz vorbei, so eine große Masse schwitzender Körper. Verrückt, man hat ganz vergessen, wie toll sich das manchmal anfühlt. Gemeinsam mit so vielen anderen etwas zu erleben.

Nach dem recht ungewöhnlichen Konzert der Parcels – sie hatten ihre Songs zu einer Art Live-DJ-Set verschmolzen – holen wir uns ein zweites Bier und lassen uns auf eine kleine Bank fallen. Um uns herum sitzen viele Menschen auf dem heißen Asphalt. Ich vermisse den typischen Festivalgeruch aus Schweiß, Bier und feuchtem Gras. Ein wenig fühlt es sich so an, als sei man auf einem großen Parkplatz gelandet. Meine Freundin Maja schreibt mir. Sie ist auch auf dem Festival und schwärmt: »Wir sind nachher auf jeden Fall bei Florence & the Machine! Kommt ihr auch dahin?« Ich zeige Samad mein Handydisplay. Er nippt an seinem Bier. »Klar, warum nicht?« Nach einer Weile ziehen wir in die Richtung, vor der Bühne ist schon viel los, also bleiben wir weiter hinten. Die Sonne brennt noch immer an diesem ersten Juniwochenende, dabei steht sie langsam schon ein wenig tiefer. Auf meiner Stirn spüre ich den Schweiß, mit meiner Perücke habe ich bisher noch keinen so heißen Tag erlebt. Ganz ohne möchte ich aber nicht da draußen rumlaufen, noch sehe ich darunter aus wie ein kleines Vögelchen in der Mauser. Die Musik fängt an.

Florence Welch, die Sängerin, erscheint mit ihrem großen, flatternden weißen Kleid, sie scheint regelrecht auf die Bühne zu fliegen, zu springen. Innerhalb von Sekunden bin ich in ihrem Bann, spüre ihre Energie, obwohl wir recht weit weg von der Bühne stehen. Ich hatte sie noch nie live gesehen, ihre Musik habe ich eher am Rande wahrgenommen, anstatt sie aktiv mal in meine Playlists aufzunehmen. Sie fängt an, die Menge tanzt, tobt. Ich stehe vor Samad, er umarmt mich von hinten, ich schmiege mich an ihn.

Florence ruft ins Mikro, wie unglaublich es ist. Endlich wieder ein Konzert! Nach so langer Zeit, in der wir alle für uns selbst klarkommen mussten. Wegen dieser vermaledeiten Pandemie. »Das hier ist unser Moment, den haben wir jetzt gemeinsam. Atmet ein und genießt es einfach. Spürt in euch.« Ich schließe die Augen, atme tief ein, spüre Samad, der dicht hinter mir steht. Als ich die Augen öffne, blicke ich auf die wenigen Wolken, die hinter der Bühne zu sehen sind. Die Sonne färbt sich selbst und die Wolken leicht gelblich, man sieht förmlich die Strahlen. Alle sind still, Florence bringt uns erst zur Ruhe, und dann, mit einem Mal, tanzen wir alle wie wild, wir springen, gemeinsam mit diesem Wesen auf der Bühne, deren weißes Stoffkleid in alle Richtungen fliegt. Ich kann mich an kein Konzert erinnern, bei dem ich so sehr den Moment wahrgenommen habe. Wie oft schießen mir bei Konzerten Gedanken durch den Kopf wie: Meine Füße tun weh. Ich sehe nichts. Meine Tasche drückt auf meine Schulter. Ich habe Durst … All das ist heute kein Thema. Ich fühle die Musik. Ich blicke in den Himmel. Die Sonne geht unter, das Licht ist einmalig. Ich lebe. Ich atme. Ich fange an zu weinen.

Ganz fest drücke ich mich an Samad, drehe mich ein Stück zu ihm nach hinten. Es ist mir so egal, was die Menschen um mich herum gerade denken, als die Tränen auf meinen Wangen herunterlaufen. Ich bin so glücklich, hier mit Samad zu sein. Genau am richtigen Ort. Mit genau dem richtigen Menschen.

Wir bewegen uns tranceartig, bewusst langsam, um uns herum tanzen die Menschen im Takt, wir dagegen wie in Zeitlupe. Mein ganzer Körper bebt. Und mit ihm die Stadt. Am nächsten Tag werden wir in der Zeitung davon lesen, dass just in dem Moment, als wir alle wie wild angefangen haben zu tanzen, ein seismologischer Ausschlag in Berlin messbar gewesen ist. Wir alle gemeinsam, wir haben ein kleines Erdbeben in Berlin erzeugt. In dem Moment, als ich das pure Glück gespürt habe darüber, wie intensiv sich das Leben anfühlen kann, wenn man es zulässt. Spätabends im Dunkeln fahren Samad und ich heim. Am Sonntag kehre ich zurück in die

Klinik, nur um Montag meinen letzten Tag dort zu verbringen und mich abzumelden. Kurz habe ich Angst, ob jemand mein Verschwinden bemerkt hat. Doch niemand fragt, und als ich meinen Schlüssel abgebe, wünscht mir die Frau am Empfang eine schöne Rückreise.

Samad.

## RÜHREI MIT KÄÄÄÄSE

Ein Erdbeben für die Sinne kann auch im Kleinen stattfinden. In einer Ferienwohnung in der Uckermark. Dort essen wir Rührei. An einem sonnigen Februarmorgen. Die roten Zwiebeln werden in Butter angebraten, darauf fein geschnittene Tomaten. Dann das Ei, kräftig gerührt und obendrauf Emmentaler aus der Tüte. Übrig geblieben vom Kindergeburtstag.

Das Ganze verbindet sich schön intensiv, wird saftig, süßlich und auch herb. Unten etwas angebrutzelt. Wir essen es genüsslich an einem alten Holztisch, die Sonne kommt durch das doppelt verglaste Fenster. Es gibt viel »mmmhhhh« und »leeeeecker« und natürlich »Kääääääse«. Hätten wir ein Rührei mit Tomaten, Zwiebeln und Käse jemals so intensiv genossen? Jedes Rührei ist ein Fest des Lebens. Nur unser Bewusstsein ist oft eine echt lahme Krücke.

Im Jetzt stehen wir am See und schauen auf die kleinen Wellen, vom Wind sanft angetrieben. Die Sonne steht zwischen den Wolken, zwei Vögel necken sich in den Lüften. Ein umgestürzter Baum ragt ins Wasser, seine Wurzel steht uns gegenüber. Wunderschöne massive Pilze haben sich dort angesiedelt. Alles ist majestätisch, die Natur ist ein Gesamtkunstwerk, an dem wir regelmäßig vorbeirennen. Weil wir keine Zeit haben und keine Sensoren, um uns zu verbinden.

Im Jetzt finden wir eine Verbindung zur Natur. Da können Flachbildfernseher und auch Bars nur schwer mithalten. Na ja, natürlich kommt es etwas darauf an, was in der Bar passiert. Aber der majestätische Moment am See, in dem die Sonne durch die Wolken kommt, die Vögel umhersausen und der Wind mit dem Wasser spielt, bietet mehr Erfüllung als so mancher doppelt gebrannte Spirit.

Im Jetzt liegt Raureif auf den Wiesen. In der letzten Nacht thronte ein praller Vollmond am Himmel, verwunschen zwischen dichten Wolken. Aber so stark in seiner Strahlkraft, dass er immer ein Loch durch die Wolkendecke leuchtet. Nichts ist zu hören, nur ein paar Hunde in der Ferne. Sie jaulen sich gegenseitig zu. Die Luft ist klar und befreiend.

Drinnen hat unser Vermieter Joachim eine Saunalandschaft aus Holz gebaut. Zwei Saunen mit großer Dusche, Kamin und Whirlpool. Holz sei eh das beste aller Materialien, sagt Joachim. Er baut mit Holz, wo er kann. Er heizt mit Holzschnipseln.

Die Saunen kommen in Fahrt, ein deutsch-spanisches Paar bringt Minze aus Marokko mit und der Ofen zischt. Nackt und im Dampf sieht die Welt anders aus – auf dem guten Holz von Joachim. Das brennt auch im Ofen mit Schaufensterscheibe, besser als jeder Fernseher. Der Dreck fließt aus den Poren, der Geist macht sich locker. Die Wunder des Lebens treten ins Bewusstsein.

Was mein Körper jeden Tag tut, jedes Organ, jede Zelle. Es ist nicht zu fassen, aber einfach faszinierend – wenn du nicht gerade gestresst bist vom letzten Meeting oder dem nächsten.

Ich rauche eine falsche Havanna im Mondschein, im Raureif der Nacht. Falsch stimmt nicht ganz, eigentlich wurde sie auf Kuba produziert, nur nicht in der offiziellen Fabrik, sondern im Hinterhof. Sie schmeckt nach Sonne und dem bittersüßen Leben. Der Mond spielt das Spiel mit – mit seiner Schönheit, seiner Verwegenheit. Ich möchte ihn dringend anjaulen. Mit den anderen Hunden zusammen.

Auf dem Heimweg schauen wir in Oranienburg vorbei, der Garten liegt im Winterschlaf. Die Buddha-Steinfigur thront still und leise am Boden, alles Grün ist verschwunden. Das üppige Farbenspiel schlummert. Kaum zu glauben, dass hier in ein paar Monaten wieder der große Zirkus des Lebens losgeht, alle um die Wette treiben und blühen.

Wenn um den Buddha wieder alle gelb-orangen Töne auftrumpfen, die Bienen anlocken. Wenn der alte Pflaumenbaum sein Allerbestes gibt, um diese süßen Früchte zu kreieren. Der kleine Apfelbaum wie selbstverständlich saftige runde Dinger in Hülle und Fülle wirft, der Brombeerstrauch ein Meer aus dunkelrot-schwarzen knubbeligen Weichteilen aufpoppen lässt, die Traube ihre majestätischen Reben aufpustet, der Farn sich entrollt und die Rosen ein Fest feiern.

Scheinbar Selbstverständliches wird wundervoll, wunderbar, wunderhaft. Ich denke an Peter Falk in »Himmel über Berlin«. Wie er dem Engel, gespielt von Bruno Ganz, die Schönheit des Lebens am Imbissstand beschreibt. Wie schön das Leben sei, wie gut es sei, hier zu sein. Etwas anzufassen, Kaffee zu trinken und zu rauchen – am besten gleichzeitig. Die Hände gegeneinanderzureiben, wenn es kalt es. Es gebe so viele gute Dinge im Diesseits.

# 5. Etwas schaffen, das bleibt

Karo.
BRUCHBUDE MIT ZUKUNFT

Es fängt ganz leise an, als Samad mir beiläufig erzählt, Maria, eine alte Schulfreundin von ihm, habe angefragt, ob wir Lust hätten, bei einem Hausprojekt in Brandenburg mitzuwirken. Wir schauen uns kurz an und sind uns einig, dass ein so großes Vorhaben nicht zu der jetzigen Lebenssituation passt. Wer weiß, was sich der Krebs noch so alles einfallen lässt. Trotzdem beschließen wir, uns auf einen Videocall mit Maria, ihrem Freund Torben und einer weiteren Freundin, die am Projekt teilnimmt, einzulassen. Zwei Stunden lang erklären Maria und Torben uns die Idee: Die beiden sind Architekten und haben ein riesiges Gutshaus in der Uckermark aufgetan, das sich auf einer Halbinsel in einem See befindet. Sie zeigen uns erste Bilder, Aufnahmen aus der Luft, auf denen zu sehen ist, dass das riesige Haus auf einem riesigen Grundstück steht, mit Wasser zu beiden Seiten und einer kleinen Badestelle. Vier Parteien würden sich den Großteil des Hauses teilen und ihren Part jeweils als Ferienwohnung nutzen. Ein Bereich soll für gemeinschaftliche Projekte vermietet werden, an Wanderer etwa oder Yogagruppen. Ein kleiner Ort der Begegnungen, ein märchenhaftes Plätzchen. Nach zwei Stunden Erläuterungen kommen wir ins Grübeln. Klingt eigentlich ziemlich traumhaft. Und vielleicht sogar finanziell machbar. Aber jetzt, in dieser Situation im Leben? Puh, schwierig.

Wir beschließen, direkt am Sonntag dorthin zu fahren, um ein Gefühl für den Ort zu bekommen. Nach einer guten Stunde Fahrt durch ruhige Gegenden und fast nur geradeaus kommen wir beim Grundstück an. Ein beeindruckendes Gutshaus, aber eben auch eine gigantisch große Ruine.

Die Tür zu dem Bereich, den wir bewohnen könnten, steht praktischerweise einen Spalt offen. Langsam drücke ich sie nach innen auf und atme den Muff alter Bausubstanz ein. An den Decken sind noch Lampen angebracht, die Tapete hängt an vielen Stellen in großen Lappen von oben herunter. An den zwei vorderen Türen steht »Bibliothek« und »Sekretariat«. Das Haus wurde bereits im 18. Jahrhundert gebaut, aber noch zu DDR-Zeiten als Schule genutzt. Seitdem steht es leer, das sieht man den staubigen, halb verfallenen Räumen an. Richtige Fußböden gibt es nicht, eher Bretter, an denen man vorsichtig entlanglaufen kann. Es riecht nach Maus und Moder. Und wir sind verliebt.

Wenn das Ding saniert ist, fühlt es sich bestimmt an wie ein Schloss. Wir tigern um das Gebäude herum und malen uns aus, wie wir im Sommer hier und dort sitzen, drinnen im Homeoffice arbeiten und nach Feierabend direkt in den See springen. Verrückt, dass sich plötzlich so ein Projekt auftut! Vor allem, weil wir ja bereits im letzten Sommer genau darüber gesprochen hatten. Was fehlt uns für ein gutes Wachstum in der Beziehung? Ein Projekt. Doch wir konnten keines aus dem Hut zaubern. Da ist es nun, das große weiße Kaninchen, das in Gestalt eines Gebäudes darauf wartet, renoviert zu werden und in vollem Glanze zu erstrahlen.

Ich fühle mich schlecht dem neuen Garten gegenüber. Gerade noch hatten wir das eine Projekt gestartet, nun kommt plötzlich das nächste, viel umfassendere, mit großer Geschwindigkeit auf uns zu. Es fühlt sich an, als wäre der Garten eine Beziehung, die man eingegangen ist, und nun kommt plötzlich der Traummann vorbei und man steckt in einer Gewissenszwickmühle. Andererseits: Das Haus soll erst in einigen Jahren bezugsfertig sein. So lange könnten wir den Garten also behalten und uns an ihm erfreuen. Verrückt, dass so lange nichts passiert ist, und nun schenkt uns das Universum plötzlich so viel, ich kann es gar nicht fassen.

Als wir abends zu Hause ankommen, klappt Samad seinen Laptop auf und wir schreiben eine Mail an Maria, wie verzaubert wir uns nach dem Hausbesuch fühlen. Es gibt noch andere Bewerber, mal sehen, wie sie sich entscheiden. Und den Kredit müssen wir auch noch beantragen. Der Beziehungscoach vom letzten Sommer wäre bestimmt stolz auf uns. Und noch viel wichtiger: Gerade bin ich selbst stolz auf uns. Dass wir auf so ein großes Projekt zugehen. Endlich etwas anpacken und Träume verwirklichen. Aufregend. Und vor allem: belebend. Was könnte ein krebskranker Mensch sich mehr wünschen?

## Samad.
## EINE UNWAHRSCHEINLICHE ABFAHRT

Die Uckermark lag natürlich schon immer direkt vor den Toren Berlins. Seit ich in Berlin lebe auf alle Fälle. Also seit 2001. Und na klar bin ich auch früher mal rausgefahren. Am Wochenende. Im Sommer. Zum Campen. Für einen Seebesuch. Das fühlte sich immer an wie ein toller Abstecher, eine Dosis Natur und Ruhe. Aber die Hauptrolle spielt die Stadt. Berlin. Die beste aller Städte. Aufregend, in Bewegung. Außerdem bin ich auf dem Land aufgewachsen. Schrecklich langweilige Stunden an der Bushaltestelle sind mir in Erinnerung geblieben. Und es kommt kein Bus. Oder nur ganz selten.

Während unserer ersten Fahrt zur Ruine ist irgendetwas passiert. Die A 11 führt direkt in die Uckermark, an Seen vorbei und Wäldern, die Weltnaturerbe sind. Eine ziemlich ruhige Autobahn, oft nur zwei Spuren, oft kein Seitenstreifen. Man kann gut mit 120 Stundenkilometern durchgleiten und die hügellose Landschaft anschauen. Ab einem gewissen Punkt, ich würde sagen, ab Joachimsthal, verändert sich die Landschaft. Wird etwas rauer, uriger.

Die Abfahrt zur Ruine ist eine unwahrscheinliche Abfahrt. Warum hat ein so kleines Dorf eine Autobahnabfahrt? Keine fünf Minuten später stehst du am See. Das alte Gutshaus liegt auf einer Halbinsel, der See spaltet sich und führt an beiden Seiten entlang. Auf der einen Seite etwas versumpft. Aber wunderschön. Auf der anderen Seite ein Badesee mit vielen Fischerstegen. Ein Teil des Zaubers ist vom ersten Moment an diese Anmutung. Wir spazieren um den See herum, schauen auf das glitzernde Wasser. Der See zieht sich hinten raus noch mal ordentlich in die Länge.

Karo.
## DAS VORHABEN

Das ganz normale Leben – für mich bedeutet das seit einigen Jahren auch, immer wieder auf dem OP-Tisch zu liegen. Im April 2021 etwa soll ein Großteil meiner Leber entfernt werden. Erst eine OP am linken Leberlappen, dann ein vorbereitender Eingriff, eine sogenannte Embolisation, um schließlich, als Grande Finale, meine gesamte rechte Seite der Leber zu entfernen. Raus mit den Metastasen, zack. Ist die rechte Leberseite erst mal raus, bildet sie sich von selbst komplett neu, irre!

Embolisation bedeutet, dass jemand durch meine Bauchdecke einen Katheter in meine Leber schiebt, um mithilfe kleiner eingefügter Partikel die Vene, die zur rechten Leberseite führt, zu blockieren. Das alles ist ganz schön schmerzhaft. Drei Stunden dauert der Eingriff, und am Ende sitzt noch eine kleine Spirale in meinem Körper schief, der Arzt drückt und zieht und schiebt und reißt. Es brennt, ich möchte weinen und stelle mir vor, wie ich von meiner Liege aufspringe und mich aus dem Staub mache. Einfach weglaufen vor dem ganzen Mist. Mir kommt das Bild in den Sinn, wie ich mit einem langen Metalldraht, der aus meiner rechten Bauchseite herausschaut, halb nackt im OP-Hemd durch Berlin laufe und dabei diabolisch kichere. Kurz fühle ich mich überlegen, denn das wäre zumindest meine eigene Entscheidung. Und in einer Stadt wie Berlin würde sich vermutlich nicht mal jemand verwundert nach mir umdrehen, da hier viele sympathisch verrückt sind. Dennoch verwerfe ich den Plan und denke mir, dass der interventionelle Radiologe, wie der konzentrierte Fachmann zu meiner Rechten heißt, wahrscheinlich immer noch besser weiß, wie man das lange mistige Drahtding aus meinem Körper zieht. Also versuche ich, statt zu flüchten, tief zu atmen und an vorbeiziehende Wolken zu denken: Sie kommen und gehen, sie kommen und gehen, und auch dieses unangenehme Gefühl wird nicht ewig anhalten. Dann zieht er mit einem Ruck den Katheter raus, ich spüre, wie das Blut an meiner rechten Körperseite herunterläuft.

Der Arzt geht wortlos weg, zufrieden mit seiner Arbeit, und schon kommt die Schwester, die meine rechte Seite anschaut mit den Worten: »Oh, da wurden Sie aber ordentlich gepikt.« Sie macht alles sauber und beklebt die Stellen mit genügend sterilem Zeug, ich werde auf mein Zimmer geschoben und soll drei Stunden lang liegen bleiben.

Tags darauf wache ich mit Schmerzen auf der rechten Seite auf. Ich fühle mich zurückgeworfen und möchte erst gar nicht aufstehen. Irgendwann dämmert mir aber, dass es so nicht besser werden kann, also stehe ich auf, ziehe meine Jeans über und gehe zum ersten Mal seit Tagen vor die Tür. Ich laufe Runde um Runde auf dem Gelände der Klinik herum und denke an andere Dinge. Plötzlich huscht ein Fuchs an mir vorbei und ich freue mich darüber, endlich wieder draußen zu sein.

Einen Tag später holt mich Samad ab, und als wir am frühen Abend zu Hause auf dem Sofa sitzen, klingelt das Telefon. Maria vom Hausprojekt ruft an. »Wir haben uns mit der Gruppe Gedanken gemacht, mit wem wir das Projekt gemeinsam stemmen wollen. Und wir haben uns für euch entschieden. Wollt ihr?«, fragt sie. Samad und ich reißen gleichzeitig den Mund auf: »Ja! Wir wollen!« Unglaublich, kaum aus dem Krankenhaus entlassen, schon kommen diese tollen Nachrichten. Es fühlt sich wild an, total gut und gleichzeitig beängstigend. So ein großes Vorhaben! Aber gut, wir haben uns für den Schritt entschieden und werden ihn nun gehen. Einen nach dem anderen.

An einem Tag im März fahren Samad und ich mit unserer kleinen Baugruppe nach Prenzlau. Wir haben einen Termin, um endlich unsere Kreditverträge zu unterschreiben – nur zwei Tage nach einer aufreibenden CT-Befundbesprechung. Niemand kann in die Zukunft schauen, und doch fühlt es sich irgendwie verrückt an, als wir die Verträge mit goldenen Kugelschreibern im Büro des Bankmitarbeiters unterschreiben. 15 Jahre Laufzeit. Dass 15 Jahre utopisch sind, in denen wir gemeinsam die Raten für die Sanierung einer Ruine abbezahlen, wissen wir beide. Doch wir schöpfen Hoffnung aus diesem Deal, denn wer weiß, ob nicht der Glaube an eine verlängerte gemeinsame Zeit Berge und Gebäude versetzen kann?

Der Plan, das Haus bald nach der Eröffnung an Gäste zu vermieten und die Kreditraten dann von den Einnahmen zu decken, macht uns zusätzlich Mut. So oder so wollen wir diese Ruine in der Uckermark zum Leben erwecken – wie viel auch immer ich davon noch mitbekommen werde. Denn etwas hinterlassen im Leben, egal, wie lange dieses Leben ist, fühlt sich richtig an. Vor allem, wenn man gemeinsam etwas hinterlässt, zu dem man steht.

## EIN ORT, DER ETWAS ZUSAMMENHÄLT

Nach dem Banktermin, mit den Kreditverträgen in der Tasche, sitzen wir am Ufer auf einer alten Decke und stoßen mit alkoholfreiem Sekt an. Surreal, aber wunderschön. Schaffen wir hier einen Ort, der uns zusammenhält, auch wenn einer gegangen ist? Etwas, das bleibt? Etwas, das wir in der Stadt so nicht haben könnten?

Seither sind wir oft auf die A 11 gefahren. Die kleine Autobahn mit ihren sanften Kurven entlang Richtung Stettin. Bis zur Ruine. Im Sommer gibt es die ersten Baueinsätze. Mit Freunden und Familie reißen wir in Eigenregie Böden raus. Klopfen Putz ab. Alles nur kosmetisch im Vergleich zu dem, was ansteht, um dem Gutshaus neues Leben einzuhauchen. Das wissen wir, aber so kommen wir in Kontakt mit dem Gemäuer. Mit den Steinen, mit den Jahrhunderten, die darin stecken. Der Mäuse-Muff, der Schimmel. Alles erzählt eine Geschichte. Kommunismus, Nazizeit – da kam die Autobahn – und Feudalismus. Großgrundbesitz und Domänenpächter, die das Land bewirtschaften ließen. Viele abhängige Familien, die hier lebten und die Felder bestellten.

Torben und Maria haben wundervolle Pläne entworfen. Das Haus digital reaktiviert. Hier einige Mauern raus, dort eine Tür dazu. Sehr sachte, die Schönheit der Jahrhunderte reaktivierend. Ich stelle mir den Ort vor, wenn er fertig ist. Gäste grillen draußen, sitzen abends am Feuer im Hof. Arbeiten im großen Co-Working-Raum. Das alte Zentrum wird ein neues. Das Dorf wird belebt. Bestimmt nicht ohne Widersprüche, aber offen, kein Luxusressort für Wohlhabende. Schlicht, aber gleichzeitig anziehend. Ein Ort, an dem man einfach gerne Zeit verbringt und kreativ sein kann. Die Menschen kommen wieder, in die Ruhe, aber auch in die Gemeinschaft. Wir sehen den Sonnenaufgang über dem See. So weit mein Bild für die Zukunft.

Vorher sind jedoch riesige Förderanträge zu schreiben. Dokumentenmonster. Denkmal- und Wirtschaftsförderung. Ohne Förderung ist es finanziell nicht zu schaffen. Notartermine, Treffen mit Politikern, zähe Verhandlungen mit den Denkmalbehörden. Plötzlich gestiegene Baukosten. Aber über allem schwebt dieses Bild, eine Vision. Eine Vision von etwas, das bleibt. Von einem Ort, an dem wir uns nicht verlieren können. Ein Ort, der alles zusammenhält, was uns wichtig ist. Egal, was kommt.

Ich muss an meinen Opa denken, der in Schwedt an der Oder zur Welt gekommen ist, keine halbe Stunde Fahrtzeit von unserer Ruine entfernt. Schwedt wurde damals wegen seines Barockschlosses auch das »Potsdam der Uckermark« genannt. 1914 wurde Opa dort geboren, kurz darauf wurde sein Vater als Divisionspfarrer eingezogen an die Front im Osten. So wuchs Opa Gerhard die ersten Jahre vorwiegend in der Obhut seiner Mutter auf, die er seither ganz besonders liebt.

Die frühen Lebensjahre in Schwedt beschreibt Opa in seinen Lebenserinnerungen als die schönsten seiner Kindheit. Der kleine Junge hat zum Glück nicht viel vom Ersten Weltkrieg mitbekommen – außer die Rückkehr der geschlagenen Soldaten 1918. Er erinnert sich an Kastanien im Schlossgarten, an Kahnfahrten auf toten Oderarmen und an Dampferfahrten nach Stettin. Weitere Stationen brachten ihn nach Teltow, nach Nordhausen in den Harz und nach Havelberg. In Berlin studierte er dann selbst Theologie.

Seine Mutter wurde von den Nazis vergast, sie war

über Jahre in einer Nervenheilanstalt – weil sie sich vom Vater scheiden lassen wollte. Sie dort nicht rechtzeitig rausgeholt zu haben, das blieb ein Lebenstrauma meines Opas. Sein Vater wurde von russischen Soldaten 1945 in einem Keller in der Niederlausitz durch einen Genickschuss hingerichtet.

Karo.
## MITTENDRIN

Ich strecke meinen rechten Fuß aus und schon berührt mein großer Zeh das kalte Wasser. Als ich meinen Blick über den See schweifen lasse, erspähe ich zwischen den Bäumen die große Ruine. Ein Schauer gleitet durch meinen Körper, ich lächle und stecke erst den rechten, dann den linken Fuß ins Wasser. Unter mir spüre ich das warme Holz vom Steg, auf dem ich sitze. Eine Libelle surrt um mich herum, in der Ferne höre ich ein paar schnatternde Enten und Flügelschläge. Sonst nichts. Es ist herrlich ruhig hier, keine Autos, keine Menschenmengen, nur Natur. Durch meine Sonnenbrille schimmert alles so unwirklich blau, wie ein Gemälde. Der See zu meinen Füßen, um mich herum sanft wogendes Schilf, in der Ferne unser großes Bauprojekt, das Domänenpächterhaus.

Samad schwimmt gerade ein paar Runden durch den grünlichen See, während ich mir die Sonne auf den Badeanzug scheinen lasse. Wegen der Chemo versuche ich meine Haare so gut wie möglich zu schützen, daher verzichte ich aufs Seebad und bleibe mit meinem Oberkörper lieber im Trockenen. Gerade hatten wir unser Verhandlungsgespräch mit der Bank. Tatsächlich haben wir es geschafft, den Zinssatz hinter dem Komma ein wenig nach unten zu verhandeln, und so genießen wir nun die Euphorie, dass unsere Baupläne Schritt für Schritt Wirklichkeit werden. Die Finanzierung steht, die ersten Handwerker sind beauftragt, unsere kleine Baugruppe trifft sich nun regelmäßig zu Besprechungen – das Projekt wird wahr, und wir sind mittendrin.

Samad.

## WEGE IN DIE UCKERMARK

Natürlich hätten wir es auch eine Nummer kleiner haben können. Vielleicht hätte der Garten in Oranienburg für diese Situation völlig gereicht. Natur, Ruhe, intensiv Zeit erleben können. Aber der Garten ist zur Pacht. Das kleine Häuschen dort steht nicht so lange wie ein Gutshaus, das schon drei Gesellschaftssysteme überlebt hat. Und eine Kleingartenkultur ist etwas anderes als eine Baugruppe, die das Potenzial von einem so geschichtsträchtigen Ort reaktiviert.

Zu viel für diese Situation? Oder genau richtig? Jetzt erst recht, jetzt aufs Ganze gehen! Natürlich bleiben die Zweifel. Gerade auch nachdem es mit der Hoffnung zu Ende ist. Am Anfang war noch der Gedanke da, Karo könnte so ein unwahrscheinlicher Fall sein. Schlimm metastasierten Krebs überleben, einen aussichtslosen Kampf gewinnen. Es gibt diese Fälle. Leider nicht bei ihrem Krebs. Der hat den Wettlauf mit den neuesten Medikamenten gewonnen und kann jetzt nur noch ausgebremst werden.

Als die Hoffnung weg ist, bleibt der Ort für uns als fester Grund auf dem Weg zu etwas wie Ewigkeit. Zum

Glück haben wir Karos Eltern im Rücken, die ihren finanziellen Anteil erst mal übernehmen können, wenn es hart auf hart kommt. Ohne sie würde dieser Traum platzen.

Seit die Hoffnung weg ist, nehmen unsere Wege in die Uckermark zu. Das dünn besiedelte Land, der weiße Fleck auf der Landkarte. So viel raue Natur, gleichzeitig diese Weiten. Und das Licht, dieses ganz besondere Licht. Ein Teil der Auseinandersetzung mit dem Ende ist die Spiritualität. Sie kommt quasi als Verbündete. Die Verzweiflung, der Schmerz, die Sinnlosigkeit dieser Situation findet aufblitzende Antworten in den Anmutungen der Natur, dort, wo man den großen Kreislauf des Lebens beobachten kann und irgendwie denkt: Trotz der Brutalität der Natur gibt es einen Sinn im großen Ganzen, einen Frieden, wenn wir das Schicksal akzeptieren. Etwas Gutes, das über allem Leid auf Erden schwebt. Eine Liebe, die die Welt zusammenhält.

Die Uckermark scheint ein guter Ort für den Kontakt zum Universum zu sein. Vielleicht gerade, weil hier so wenig Menschen leben. Oft wirkt die Natur unberührt, die Dörfer fügen sich ein. Über weite Strecken scheint der Mensch nicht die Herrschaft zu haben. Manchmal sind auf den weiten Feldern nur Kraniche zu sehen, die laut trompeten, um mit ihren Artgenossen zu kommunizieren. Ein großer Vogel steigt aus einem Sumpf empor, er ist irgendwie eins mit seiner Umgebung. Der Vogel würde sich nie fragen, wann es zu Ende geht und warum er lebt. Er lebt einfach, voll und ganz, im Guten wie im Schlechten. Durch Freude und Schmerz. Und irgendwann ist es vorbei.

Karo.

## SCHICHT FÜR SCHICHT

Mein Therapieplan ist langwierig und eng getaktet, es gibt selten Zeit zum Ausspannen. Also nutzen wir eine von meiner Ärztin vorgeschlagene Woche und planen einen kleinen Urlaub in der Uckermark, mit ein paar anschließenden Tagen im Garten in Oranienburg.

Als wir im gepackten Auto sitzen, hören wir im Radio eine Warnung vor Starkregen in den kommenden Tagen. Nicht auch noch mieses Wetter, denke ich. Doch der Regen meint es gut mit uns und prasselt vor allem nachts auf den Boden. Tagsüber gewinnt zumeist die Sonne den Kampf um die Wettervorherrschaft und beschert uns einen zauberhaften Probeurlaub in der neuen Gegend. Maria, Torben und Liv, die drei anderen Mitglieder unserer Vermietungs-Crew, haben sich auch in der Umgebung eingemietet, und gemeinsam stemmen wir einen ersten Arbeitseinsatz im Haus. Wir reißen Fußböden raus, ziehen Schicht um Schicht Tapeten von der Wand – mit Micky Maus, Glitzer, Savannen-Optik und Korb-Design. Warum zur Hölle dachte man einst, es sei eine gute Idee, Tapete auf Tapete zu kleistern? Durch frei gewordene Klebstoffe aus DDR-Zeiten wabert nach kurzer Zeit ein süßlich-beißender Geruch durch das Haus. Wir schwitzen unter unseren Schutzmasken, ziehen rostige krumme Nägel aus den Böden, entfernen Dreck und kleine Tierknochen aus dem alten Haus, das seit rund 30 Jahren unberührt auf der Halbinsel steht. Wir springen in den See und erkunden die Umgebung, finden versteckte Badestrände und sind beeindruckt von den wogenden Getreidefeldern, die sich scheinbar endlos auf den uckermärkischen Hügeln erstrecken.

Unzählige Windräder brummen leise über unseren Köpfen. Das ein oder andere Feld wird bereits gemäht, und rund um die übergroßen Trecker und Mähdrescher ziehen Wolken aus Getreidestaub auf. Die Uckermark ist traumhaft schön und plötzlich wird uns klar, dass es wirklich gut funktionieren könnte mit unserem Konzept. Bestimmt würden sich auch andere über die Gegend freuen und gern ihren Urlaub hier verbringen. Beruhigend, denn so ein großes Projekt macht zwischendurch auch etwas Angst. Können wir das stemmen? Und wird jemals jemand herkommen? Ich blicke über den See auf die weiten Felder, atme die Ruhe ein und denke: Ja, das wird klappen. Das hier ist ein besonderer Ort. Ob mit mir oder ohne mich.

# 6. Glücklichsein ist Kopfsache

Samad.
WIR WOLLTEN MEHR VOM LEBEN

Niemand ist auf die Katastrophe vorbereitet. Das hat sicherlich mit einem gesunden Bewusstsein zu tun. Wir wissen, die Welt ist voll von Katastrophen. Aber unser Unterbewusstsein hofft eigentlich ständig, dass die Katastrophe woanders bleibt, in der Vergangenheit, in den Fernsehbildern, in Geschichten anderer Menschen. Nicht in deinem Haus.

An einem der Tage nach der Diagnose im August 2020 stehe ich auf dem verkehrsberuhigten Lausitzer Platz. Die Sonne scheint, Vögel zwitschern. Ich telefoniere mit dem Vater eines Freundes, pensionierter Chefarzt. Ich bespreche die Diagnose mit ihm. Er ist ehrlich, ein Jahr, vielleicht anderthalb aus seiner Sicht. Ein Ärzteversagen sei es, wenn in der Familie mehrmals Darmkrebs vorgekommen sei, dann müsse man schon früher regelmäßig kontrollieren. Vermeidbar. Tatsächlich steht das genauso in den Publikationen der Deutschen Krebsgesellschaft. Nach einer kurzen Google-Suche leicht zu finden.

In Gesprächen gehen Karo und ich die Arztbesuche durch, warum wird keine ordentliche Anamnese gemacht, warum wird so selten gefragt nach der Familie, wenn das Risiko so viel höher dadurch ist? Warum verlieren sich bei jedem Arztwechsel die Daten, bei jedem Umzug? Warum hat ihr niemand gesagt, dass sie besonders gefährdet ist? Eine quälende, sinnlose Mühle, die dich zum Mörder machen könnte.

Alles Menschen, alles nur Menschen. Menschen machen Fehler. Noch wenige Tage vorher saßen wir mit Karos Eltern an diesem Platz, die Sonne ging spät unter, wir aßen und tranken draußen. Die Welt war in Ordnung. Nicht ganz. Wir kämpften uns an Problemen ab, die wir heute nicht mehr so nennen würden. Aus heutiger Sicht alles »Zeitverschwendung« im Sinne von Paul Feyerabend. Seine Biografie trägt diesen Titel (»Killing Time« im Original) und darin richtet dieser aufmüpfige Wissenschaftstheoretiker den Blick zurück auf sein Leben: Was war wertvoll, was war »Zeitverschwendung«? Ein amüsant anregender Abend zu zweit im Kino kommt dabei meist besser weg als die Teilnahme an einer ganz besonders wichtigen wissenschaftlichen Konferenz.

Die erste Chemo kommt, sie soll Metastasen von inoperabel zu operabel schrumpfen lassen. Heftige Nebenwirkungen, Entzündungen von Mund und Schleimhäuten. Eines Nachts ist es so schlimm, dass Karo ins Krankenhaus muss. Ich darf natürlich nicht mit, Corona. Ich habe die Chemos nicht gezählt.

Wenn du auf dieser Stufe des Leidens angekommen bist, kommen dir Dinge der Vergangenheit absurd vor. Warum man sich überhaupt gestritten hat, warum irgendetwas überhaupt wirklich schwierig war. Warum leben wir nicht einfach glücklich, solange wir gesund sind? Ein Rückblick, der nur für die Gegenwart Wert hat.

Die Nähe zum Tod katapultiert dich auf eine andere Ebene. Alles, was wir in diesem Alter weit in die Zukunft schieben, auf irgendwann, wenn wir mal alt sind, all das steht nun direkt vor deiner Tür. Wir haben noch viel Zeit, bevor wir uns mit dem Ende beschäftigen müssen. Von wegen.

Das Ende klopft an und es verändert deinen Blick auf das Leben. Warum du bestimmte Herausforderungen überhaupt als Probleme definiert hast. Im Angesicht des Todes kommt es dir völlig absurd vor. Unzählige Sackgassen, in die wir uns zu tief hineinbewegen, weil wir nicht wissen, was wirklich zählt.

Die Lust am Rausch, ihr Sog ist das beste Beispiel. Immer wieder der Versuch, die Realität zu verstärken, zu maximieren, aufregender zu machen. Mit allem Auf und Ab. Als müssten wir uns Probleme machen, weil wir keine haben. Wir wollten mehr vom Leben, das könnte man auch sagen. Die Krankheit hat uns gezeigt, dass dieses Mehr genau vor unseren Füßen liegt. Glücklichsein ist Kopfsache.

Meine Urgroßmutter mütterlicherseits wurde von den Nazis vergast. Der Vater meines Vaters verbrachte ein Jahr in einem sowjetischen Lager und hat dann, als er rauskam, seine Familie zusammengepackt und ist von Aserbaidschan in den Iran geflohen, um dem stalinistischen Todessystem zu entkommen. Mein Vater wiederum hat dann ein Jahr in einem iranischen Knast unter dem Schah zugebracht, bevor er nach Deutschland abgehauen ist.

Allein schon meine Familiengeschichte ist voll von Katastrophen. Aber ich bin in Frieden aufgewachsen. In Wohlstand. Im Überfluss könnte man auch sagen. In der Erwartung, alle Möglichkeiten zu haben und mindestens

75 Jahre alt zu werden. Garantiert, so wie der Durchschnitt der Männer im Westen. Glücklichsein ist Kopfsache, aber unsere Köpfe sind eben nicht frei von Erwartungen, von Normen und Illusionen. Von Verblendungen, wie die Buddhisten sagen würden.

## Karo.
## WEIHNACHTSZEIT

Am Morgen des 24. Dezembers 2020 wache ich auf und fühle in mich hinein. Ich bewege meine Finger, um zu spüren, ob sie kribbeln. Ich gehe kurz in mich, um zu testen, ob mir schlecht wird. Es geht mir ganz gut, stelle ich erfreut fest und strecke langsam meine Füße aus dem Bett. Dieses Mal feiern wir Weihnachten also ganz allein hier in Berlin. Ich stelle mir vor, wie meine Eltern gerade am Frühstückstisch sitzen und den cremigen Krabbensalat genießen, den ich so liebe. Den gibt es nicht oft, aber an Weihnachten gehört er zum Frühstück dazu. Früher hat unser grau getigerter Kater Toulouse sich mindestens so sehr wie ich über den Krabbensalat gefreut, denn er durfte den Deckel abschlecken, sobald die Packung leer war.

Ich bin hochgradig weihnachtsmotiviert und fange schon kurz nach dem Aufstehen an, die Lebkuchenmousse für den Abend vorzubereiten. Kaum stehen die abgefüllten kleinen Gläschen mit der weißen Creme auf dem Balkon, mache ich mich direkt an die Maronensuppe. Samad hatte schon die gesamten Weihnachtseinkäufe besorgt, weil meine Chemos mich hin und wieder plätten, daher will ich mich heute erst recht beteiligen. Nach einer Weile wird es aber tatsächlich anstrengend und ich merke, wie mein Körper mir kleine Pausen aufdrückt, in denen ich mich entspannt aufs Sofa lege. Das zu akzeptieren fällt mir noch immer schwer, aber ich übe mich darin.

Am Nachmittag ziehen wir uns schick an, Laras Aufregung steigt langsam und sie blickt immer wieder auf die Uhr. »Um fünf Uhr müssen wir mit dem Kuchen durch sein, denn dann kommen die Geschenke«, sagt sie und hüpft nervös von einem Bein aufs andere. Ich freue mich, dass kindliche Vorfreude in der Wohnung mitschwingt, so fühlt es sich zumindest etwas festlich an. Nachdem wir den saftigen Cognac-Kuchen meiner Schwester verdrückt haben, geht Lara auf ihr Zimmer und wir verteilen die Geschenke. Wie viele es sind!

Der kleine krumme Baum im Wohnzimmer sieht neben dem Berg von bunt verpackten Gaben nun erst recht winzig aus. Wir rufen Lara, und schon steht sie mit riesigen Augen vor ebenjenem Geschenkeberg. Wir machen die goldenen Kerzen an, die in alle Richtungen charmant abstehen, und singen »O Tannenbaum«. Nachdem wir einige der neuen Spiele gespielt haben, genießen wir das feine Weihnachtsmenü, hören Weihnachtslieder und ich freue mich, dass es mir so weit gut geht und wir einander haben. Mit meiner Familie schicke ich Bilder hin und her. Dieses Jahr ist Weihnachten wegen Corona eh für viele etwas anders, große Familientreffen sind tabu. Irgendwie passt das ganz gut in unsere Situation, keine überfüllten Züge, alles etwas kleiner, ruhiger. Ich atme tief ein und aus, blicke auf den kleinen Baum in der Ecke und nehme Samad in den Arm.

Die Tage zwischen den Jahren verfliegen. Wir schlafen lange, hören im Bett Hörbücher, wir lesen, schauen

Filme, so richtig langweilige Sachen, die mir in diesem Jahr besonders viel Freude bereiten. Weil ich jeden Moment davon wertschätze. Silvester ist genauso unspektakulär wie alles andere an diesen Tagen, und es ist herrlich. Wir kochen Pad Thai, mein thailändisches Lieblingsgericht, schauen uns Schlager im Fernsehen an und machen blöde Selfies. Kurz nach Mitternacht ziehen wir unsere Jahres-Tarotkarte – unser kleines Ritual seit ein paar Jahren. Samad hat den Narren. Kindliche Freude. Ich ziehe den Magier. »Alles, was Sie in diesem Jahr anpacken, wird gut gehen«, sagt die Karte. Samad und ich schauen uns in die Augen und ahnen beide, was der andere denkt. Wer weiß, was das Jahr 2021 für die Krankheit bedeutet. Was an Höhen und Tiefen noch bevorsteht. Dahingehend fühlt sich dieser Jahreswechsel schon etwas besonders an. Niemand weiß, wie es mit der Pandemie weitergeht. Und niemand kann vorhersagen, wie sich meine Krankheit entwickelt. Ich schaue auf meine Jahreskarte und seufze. Zu diesem Zeitpunkt wiege ich immerhin wieder 50 Kilo und meine Leberwerte sehen ganz gut aus. Ich denke an alles, was mir Kraft gibt, und blicke dem neuen Jahr positiv entgegen. So positiv, wie es eben geht, wenn man Krebs hat.

Das Leben in Gold verwandelt, ja, das hatten wir auch schon vor der Diagnose, immer und immer wieder. Kleine Momente des Glücks. Hatten es nur nicht jedes Mal gesehen. Uns auch an Kleinigkeiten aufgerieben, uns gezofft. Im Nachhinein kommen einem die Gründe für Streite so nichtig vor. Worauf du dich fokussierst, ist das, wohin sich deine Energie bewegt. Wie gut es sich anfühlt, seine Energie auf das Positive zu lenken. Wie viel mehr wir vom Leben haben, wenn das gelingt.

Karo.

## DER EIGENE FILM

2021. Moonrise Kingdom. Samad guckt mich erst fragend, dann lächelnd an, zuckt mit den Schultern und drückt »Play«. Der Film von Wes Anderson startet, und ich bin sofort eingesogen von den surrealen Bildern. Eine süß-absurde Geschichte über ein Mädchen und einen Jungen, die man für Außenseiter hält, weil sie anders sind als die anderen. Auf der Flucht vor den Erwachsenen, die die Freundschaft und die entstehende kleine Liaison zwischen den Teenies mit allen Mitteln verhindern wollen, erleben die beiden abstruse Dinge, und man fragt sich, ob wirklich die Kinder »anders« sind oder ob nicht eher die Erwachsenen allesamt nen Knall haben.

Ich liebe Wes-Anderson-Filme. Wie er innerhalb der ersten Filmminuten neue Welten zugänglich macht, die so selbstverständlich bunt und wirr sind, dass man glatt seine eigene Realität vergisst. Wie gelingt es einem Menschen, seine Welt so treffend in Bildern einzufangen? Nehmen ein paar wenige kreative Köpfe ihr Umfeld mit ganz anderen Augen wahr und sehen die Kunst als Weg, anderen diese eigene Sichtweise zu zeigen? Malende, Filmemachende, Schreibende ... Sie alle kreieren eine neue Realitätenbrille, durch die man hindurchschauen darf, sobald man das Kunstwerk betrachtet. Ich frage mich, ob Wes Anderson seine Welt auch außerhalb der Dreharbeiten bunt und herrlich absurd wahrnimmt. Sind einige von uns Künstler und andere nicht? Sehen einige die Welt in schillernden Farbtönen und andere nicht?

Ich denke, jeder Mensch ist Künstler. Man muss sich

nur gut genug zuhören und die Bilder und Gedanken zulassen, die in jedem von uns schlummern. Inmitten einer 40-Stunden-Woche, zwischen Meetings, Arztterminen, Verabredungen mit Freunden und Familie, Kindererziehung und Einkaufen bleibt nur wenig Zeit für dieses innere Sein. Immer Hektik, selten Ruhe. Ich muss lange überlegen, wann ich vor meiner Diagnose das letzte Mal ganz entspannt ein Buch gelesen oder mich voll und ganz in einem Moment verloren habe. Kunst braucht Raum. Und mit Kunst meine ich nicht ein Kunstwerk, das ich ausstellen und mit dem ich bestenfalls Geld verdienen kann. Mit Kunst meine ich das sensible Innerste unseres Selbst, unsere Version von der Welt, die wir durch unsere Augen, unsere Gedanken und Erfahrungen spüren. Und zwar dann, wenn wir uns dafür Zeit nehmen. Ich habe mich jahrelang bemüht, zu diesem Ort in mir selbst vorzudringen, um zu verstehen, was mein Inneres mir mitteilen will. Aber ich habe immer nur an der Oberfläche gekratzt. Denn kaum wollte sich ein Gedanke setzen, der wie eine kleine Feder noch durch die Luft flog und einen Platz zum Ruhen suchte, stürzte ich mich schon wieder in neue Gedanken und die Feder flog auf und davon. Und mit ihr die Idee, die sie trug.

Ich bewundere Künstler wie Wes Anderson dafür, in ihrem Leben Platz gemacht zu haben für ihre eigene Welt. Dass sie diese Welt anderen zeigen, ist ein großes Privileg. Ich frage mich, ob es möglich ist, sein ganzes Leben zu einem Kunstwerk zu machen, indem man kleine Details so wahrnimmt, wie man sie gern sehen möchte. In bunteren Farben, mit guter Musik, hier und da in Sepia, hin und wieder etwas Glitzer. Manchmal klappt das doch und man lässt sich von einer Stimmung mittragen. Wäre es nicht auch denkbar, sich jeden Tag vorzunehmen, seine Welt so zu sehen, wie man es gern hätte? Im Negativen funktioniert diese Sichtweise ja auch schon ziemlich gut: An Regentagen sehen wir nur Grau, alles ist dreckig, jeder in der Bahn scheint uns mürrisch anzuschauen, und bei der Arbeit will uns nichts gelingen. Zu guter Letzt stürzt auch noch der PC ab und wir fragen uns, womit wir all das Unglück bloß verdient haben.

Doch manchmal, ganz selten, kann es gelingen, auch in grauen Tagen etwas Farbe zu sehen. Sie in den Vordergrund zu stellen. Der eine kleine Krokus, der noch halb verdeckt ist vom nassen Laub und winzig scheint beim Anblick des großen Gartens, der noch im Winterschlaf steckt.

Natürlich geht das nicht so leicht, mir ist schon klar, dass es manchmal einfach richtig nervig ist, wenn irgendwas nicht klappt und man irgendwen anbrüllen möchte. Und manchmal ist auch einfach alles scheiße. Wenn man Schmerzen hat, wenn man keine Energie hat, wenn man um jemanden oder mit jemandem trauert. Es gibt Momente, in denen es genauso wichtig ist, einfach mal zu schluchzen und zu zetern und sich ungerecht behandelt zu fühlen. Auch schreien hilft manchmal, und man muss auch nicht jeden Tag aus dem Bett raus, wenn einem nicht danach ist. Wenn es einem wirklich schlecht geht, dann bringt es nichts, sich als Clown zu verkleiden. Dann muss man diese Gefühle auch zulassen, denn im Leben kann eben nicht alles nur lustig und sorglos sein.

Dennoch meine ich, es gibt für uns alle Momente, in denen wir den kleinen positiven oder in welcher Art auch immer besonderen Kern entdecken können. Jeden

Tag die Chance auf einen kleinen Wes-Anderson-Film. Oder Loriot. Oder wie auch immer der eigene Stil aussehen würde. Statt Drama vielleicht was Schrilles, Buntes. Sonst hält man das Leben ja nicht aus. Die Neuverfilmung ausgewählter Lebensszenen bedeutet ja nichts anderes, als ein neues Narrativ zu entwickeln – als Gegenstück zu dem, welches sich über Jahre oder Jahrzehnte in uns festgesetzt hat. In sich die Kunst reifen lassen, das Besondere und Schöne im vermeintlich Unschönen und Dramatischen zu erkennen. Für mich ist das ein wesentlicher Teil geworden, der das Leben ausmacht. Denn im echten Leben und im Film ist ja nie nur alles schön. Es gilt nur, den passenden Modus zu wählen. Ich versuche es gern mit der Komödie. Oder sagen wir: Tragikomödie. Ja, ich denke, so würde ich mein Leben aktuell beschreiben.

Beim Filmschauen kuschle ich mich an Samad und atme seinen Geruch ein. Als wir ins Bett gehen, dichten wir wie jeden Abend irgendwelche Lieder um. Nützt ja nix, der Humor kommt nicht zu einem ins Leben geflattert, den muss man sich schon selbst einladen, damit er bleibt.

Ein paar Wochen später, im September 2021, schreibt mir eine Freundin und fragt, wie es mir mit der neuen Tabletten-Chemo geht: »… und die viel wichtigere Frage: Ist es die blaue oder die rote Pille?« Ich schaue auf die so harmlos aussehenden Packungen, in denen kleine Pillen schlummern wie Vitamintabletten. Als ich die erste aus dem Blister drücke, sehe ich, dass sie rot ist. Ich antworte meiner Freundin und versuche mich an die Szene in »Matrix« zu erinnern. Neo soll sich entscheiden, ob er die blaue oder die rote Pille schlucken will. Mit der blauen kehrt er zurück in seine Parallelwelt, in der er sich physisch nicht bewegt, in der aber seine Psyche mit lebenslangen und lebenserhaltenden Träumen versorgt wird; mit der roten wacht er in der »wahren« Welt auf und kann dafür sorgen, dass diese zu einem besseren Ort wird. Wie jung ich war, als dieser Film gerade modern war – in der Zeit gab es noch Klapphandys und ich erinnere mich, dass ich unbedingt eins haben wollte. Meine Freundin schreibt zurück: »Die rote, super, das ist die, mit der man die Welt rettet.« Absurderweise beruhigt mich das tatsächlich, und ich schlucke die ersten drei herunter. Ab wann man davon wohl etwas spürt?

Karo.
GENUSS

Im November 2021 steht die nächste OP an, dieses Mal der linke Lungenflügel. Im Glauben daran, dass noch immer alles irgendwie gut gehen kann, gönnen wir uns am Abend vor der stationären Aufnahme ein üppiges Menü: Gänsekeule, Rotkohl, Klöße. In einem österreichischen Restaurant blicke ich auf Samad, der mich in seinem schicken neuen schwarzen Hemd anlächelt. Hinter ihm hängt ein riesiges Gemälde an der Wand, die stürmische See. Ich mache ein Foto von ihm und wir lachen, denn als Titel dieses Fotos kommt uns »Der alte Mann und das Meer« von Hemingway in den Sinn. Wir beide sind gealtert, auf dem Papier und im Gesicht. Aus Samads Dreitagebart ist ein Sechstagebart geworden, er wirkt wie ein erfahrener Seebär, und ich mag seine langen Bartstoppeln, in denen immer mehr graue Haare aufblitzen. Die Kulisse im Restaurant ist besonders, die Wand im edlen Grün gestrichen, die Gläser blitzen förmlich, es ist wohlig warm und um mich herum höre ich Französisch, Spanisch und Englisch. Berlin eben, und doch schätze ich dieses Restaurant für seine elegante Urigkeit. Wir bestellen einen guten Wein und ich genieße jeden Bissen, jeden Schluck. Als wir nach Hause kommen, hören Samad und ich alte Songs, die wir uns geschickt haben, als wir uns gerade kennengelernt haben. Placebo mit »Without You I'm Nothing« mit David Bowie. Unsere heimliche Hymne. Ich entdecke, dass Placebo 2022 eine Europatour plant. Am 11. November spielen sie in Paris. Ich bin hin und weg und buche Tickets. Und so gehen wir mit wohligen Gefühlen und ein wenig Vorfreude auf ein gutes Konzert und ein ganzes Paris-Wochenende zu meinem 37. Geburtstag ins Bett.

Karo.

## HAPPY ENDINGS GIBT ES NICHT

Einige Wochen später. So muss es wohl auf Malle zur Hochsaison zugehen, denke ich mir, als ich den Therapieraum betrete. Auf einigen Liegen erspähe ich Jacken, die Patienten abgelegt haben, um sich die besten Plätze zu sichern. Ich bin extra früh losgefahren an diesem Donnerstag, dem 16. Dezember 2021, um eine der Ersten zu sein. Und dennoch tummeln sich um mich herum bereits so viele andere an Krebs erkrankte Menschen, die auf ihre Therapie warten. Ich kenne die Räume ja schon von meinen letzten Chemo-Besuchen und bin doch immer wieder erstaunt über die große Anzahl derjenigen, die hier sind. Wie viele es von ihnen in ganz Deutschland und in der ganzen Welt wohl gerade gibt. So viele, und nicht wenige von ihnen haben gewiss mein Alter.

Es vergeht eine ganze Weile, bis jemand einen winzigen Beutel hereinträgt, der in einer braunen Plastikhülle steckt. Ich soll heute ein neues Medikament bekommen. »Aktuell der wirklich heiße Scheiß auf dem Markt der Krebsmedikamente«, wie meine gute Freundin Lea mit leuchtenden Augen und einem großen Lächeln sagt. Trotz der vielversprechenden Tablettenfarbe war die letzte Chemo, die ich in den vergangenen drei Monaten bekommen habe, leider wirkungslos, und so liegt die Hoffnung nun in diesem neuen Medikament.

Lea gehört zu den Engeln, die mich begleiten. Wir kennen uns aus meinem Studium in Göttingen. Damals habe ich mit einigen Medizinstudenten abgehangen, vorzugsweise in der Küche meiner alten WG in der urigen Nikolaistraße im Stadtzentrum. Lea ist die Freundin meiner Freundin Hannah, die mich als Studentin vor vielen Jahren mal in eine Herz-OP geschmuggelt hat, damit ich bei dem Eingriff zuschauen konnte. Ich selbst hatte mal überlegt, Medizin zu studieren, mich dann aber doch für den Journalismus entschieden.

Nach ihrem Studium ist Lea ganz nebenbei zu einer der besten Ärztinnen geworden, die ich heute kenne. Ausgerechnet an einer renommierten Heidelberger Einrichtung für Onkologie hat sie jahrelang gearbeitet. Und ausgerechnet Berlin wählt Lea als die Stadt aus, in der sie ab Herbst 2020 ihren neuen Lebensmittelpunkt aufbaut.

Nur wenige Tage nach meiner Diagnose schreibt sie mir: »Karo, ich verspreche dir, dass ich mit achtsamen

Augen sowohl als Ärztin als auch als Mensch auf dich aufpassen werde.« Von da an wird Lea der Mensch, der mich aus meinen Tiefpunkten regelmäßig nach oben ziehen und mir so oft wie nötig gut zureden wird. Ein Glücksgriff und vielleicht auch ein Geschenk des Universums, wie ich immer öfter denke, je mehr ich mich mit Themen wie Meditation und Achtsamkeit beschäftigte. Ausgerechnet Lea ist es dann natürlich auch, mit der ich das gleiche Tattoo auf dem linken Handgelenk teile. Aware. Irgendwie auch eine Beschreibung unserer Freundschaft.

Das neue Medikament, für das es vielversprechende erste Daten auf dem Markt gibt, darf kein Licht abbekommen und muss daher in dem braunen Beutel bleiben. Die liebe Pflegerin holt besondere Infusionsschläuche, die ebenfalls dunkelbraun sind und nicht durchsichtig wie üblich. Immerhin bekomme ich meine Infusion damit im Berghain-Style. Genauso wie im Berghain in Berlin, das als Club mit der härtesten Tür Deutschlands weltweit berühmt geworden ist und in dem Clubgänger auch gern in schwarzen Lederklamotten die Nächte durchtanzen, kommt mir mein neues Therapiedesign geheim, exklusiv und dark vor. Besser als die Liegen um mich herum, Malle-like, im Sangria-Modus und mit großen bunten Strohhalmen. Ich war noch nie im Berghain, aber so fühlt sich das wohl an: Die Ärzte und die Krankenkasse, die dieses Medikament bewilligt hat, haben mich nicht abgewiesen an der Tür; ich darf eintreten und mitfeiern. Und vor allem ist die Party namens Leben damit vielleicht auch erst mal um unbestimmte Zeit verlängert. Möglicherweise also ein Happy End?

Als die Infusion einläuft, schließe ich die Augen. Was

ist das eigentlich, ein »Happy End«? So viele Filme und auch literarische Werke suggerieren uns, dass es irgendwann einen Punkt X im Leben gibt, an dem alles gut ist. Keine Sorgen, große Liebe, eine bessere Welt, ein großes Lächeln, jemanden im Arm, den man liebt. Die Kamera zoomt heraus aus den fröhlichen Gesichtern, zeigt noch mal die Landschaft, fulminant wird ein großes »The End« eingeblendet. Ich bin der Meinung, diese Arten der Erzählung haben uns eine falsche Vorstellung von Glück eingetrichtert. Denn nur weil die Geschichte an diesem Punkt endet, heißt es ja nicht, dass ihre Protagonisten ihr Leben lang lächelnd am Tor stehen und nie wieder Sorgen haben werden. Gerade die Storys über zwei Menschen, die sich endlich gefunden haben, fand ich schon immer blöd. Denn da geht die eigentliche Geschichte ja erst los. Wie ginge es Harry und Sally nach 40 Jahren Ehe? Oder Richard Gere und Julia Roberts, wenn sie nach ihrem märchenhaften »Pretty Woman«-Finale jahrzehntelang um Beziehungsthemen kreisen würden? Fairerweise müsste es »Happy Zwischenfazit« heißen. Das wäre ehrlich.

Denn so viele von uns streben nach einem Bild von uns, das in der Zukunft liegt. Samad und ich haben das auch getan. »Ne, das Reihenhaus soll es nicht sein, das ist nichts für uns«, haben wir gesagt. »Und überhaupt, in den Vorort, keine Ahnung, da wollen wir doch beide auch nicht hin.« – »Hm, vielleicht doch ein Bauwagen für die Wochenenden? Ein Garten?« Doch was, wenn all das niemals Realität wird, weil man zu viel drüber nachgrübelt, was mal sein soll, ohne zu handeln? Wenn wir auf der Suche nach unserem persönlichen Happy End all das nicht sehen, was eigentlich Milliarden »Happy Zwischenfazits« sind?

Einige Monate mit der neuen Therapie liegen hinter mir. Und ich habe keine Ahnung, was meine Körperzellen in der Zwischenzeit so getrieben haben. Zumindest haben sie mit mir Weihnachten und Silvester gefeiert. Gemeinsam mit Samad sind meine gesunden und auch kranken Körperzellen zuerst zu meiner Familie in meine alte Heimat Quickborn, bei Hamburg, dann zu Samads Familie in den Westerwald und schließlich mit ihm und Lara an die Ostsee gefahren, um sich ein wenig Ruhe und Meeresluft zu gönnen. Raclette in der wohlig warmen Wohnung, kurz vor Mitternacht der knallende Korken am matt vom Mond beschienenen Strand. Crémant, der in die bunten Plastikbecher rieselt, klebrig über Samads und meine Finger rinnt. Gleißend helle Lichter, Feuerwerk, Raketen, der Blick ins Dunkle, Auge in Auge, ein inniger Kuss um 00.00 Uhr, hoffend, bangend, dass das neue Jahr ein besseres wird.

Monate später höre ich das blubbernde, zischende Geräusch, als das Kontrastmittel in meine Vene gedrückt wird, spüre die Wärme, die wie eine Welle durch meinen Körper wabert. »Einatmen, ausatmen, und jetzt bitte die Luft anhalten«, sagt die Computerstimme, während ich in der CT-Röhre auf und ab geschoben werde. Neue CT-Bilder, die zeigen sollen, ob das Medikament wirkt. Mit jedem Luftanhalten wünscht man sich selbst Glück. Als würde man möglichst schön lächeln wollen auf dem Familienfoto – genauso konzentriert man sich auch beim CT-Schnappschuss auf möglichst unverwackelte Bilder. Und drückt die Daumen, damit das Bild am Ende gut aussieht. Nur wenige Minuten, schon sitze ich wieder draußen im Wartebereich. Möchte meinen Zugang am Arm loswerden, schreien, hysterisch lachen, mit den Füßen laut aufstampfen.

Die Hoffnung lag bis jetzt in dem neuen Medikament. Dem heißen Scheiß auf dem Krebsmarkt. Drei Monate lang hat mein Körper sich davon beeindrucken lassen. Danach, im Mai 2022, lacht er uns aus. Kein Happy End mehr für mich. Umso wichtiger werden die Zwischenfazits. Und der Zusammenhalt. Jetzt erst recht.

Samad.
## ZWISCHENSTOPP PARIS

Es hat sich zwischenzeitlich so angefühlt, als könnte Karo wirklich einen völlig aussichtslosen Kampf gewinnen. Durch etliche OPs, unter anderem eine krasse Leberoperation, die noch vor einigen Jahren niemals so hätte durchgeführt werden können. Durch verschiedene Chemotherapien. Nach einem Durchhänger in der Behandlung kam das neue Medikament, der heiße Scheiß auf dem Markt. Teuer war es, allein schon die Krankenkasse zu überzeugen war ein riesiger Kraftakt. Eigentlich wird es bei anderen Krebsarten verwendet, aber die medizinische Meinung war eindeutig: Es kann auch Karo helfen, weil es hier einen genetischen Treffer gibt. Ohnehin entwickelt sich die Krebsmedizin weg von den Krebsarten und hin zur Behandlung basierend auf Genanalysen.

Dann die Behandlungen im Berghain-Style. Und das erste CT nach den Behandlungen: 20 bis 30 Prozent Schrumpfungen in der Lunge. Noch so eine Runde, und es kann operiert werden! Vielleicht ein letztes Mal, zumindest vorläufig. Das Label »krebsfrei« scheint tatsächlich erreichbar.

Was dann passierte, das kann niemand genau erklären. In nur wenigen Wochen – zwischen zwei CTs – hat der Krebs das Medikament durchschaut. Ist einfach mutiert. War dann im Prinzip eine andere Krankheit. Und hat das neue Medikament ins Leere laufen lassen. Damit kann es einpacken. Die Onkologin ist selbst sichtlich überrascht. So früh?! Die Wirkung hätte eigentlich noch anhalten können, das zeigt die Erfahrung. Wenn ein Medikament wirkt, dann oft länger, nicht nur über eine Runde. Aber alle Verwunderung und Enttäuschung hilft nicht. Der heiße Scheiß ist raus. Und es gibt keine ähnlich vielversprechenden Alternativen mehr.

Nach einem Sommer der Fassungslosigkeit kommt der Herbst. Und Karos Geburtstag. Unsere Placebo-Karten, die wir nach einem Restaurantbesuch und kurz vor der Lungenoperation im Herbst 2021 kauften. Ich hatte sie in der ganzen Enttäuschung und Frustration schon fast vergessen. Es ist nicht unsere erste Reise. Aber jetzt drängt sich die Frage vehement auf, wie viele Reisen es noch sein werden. Es hilft nichts, diese Frage muss warten. Wir können reisen, es ist möglich. Nur das zählt jetzt.

Der BER wurde tatsächlich eröffnet. Noch in der Corona-Hochphase gab es gleich ein logistisches Desaster. Ich erinnere mich, als wir 2018 vom alten Schönefeld nach Toulouse geflogen sind. Die zweite Frankreich-Reise, die wir zusammen gemacht hatten. Mit dieser absurden Rappel-S-Bahn zum Flughafen. Dann Aufschlag im Süden, eine tolle Metropole mit südlichem Flair. Im Mietwagen hoch in die Dordogne. Die Ferienwohnung einer guten Freundin. Ganz wörtlich im absoluten Nichts. Aus Stein gebaut, das Nebengebäude eines alten Großgrundhofes. Wilder Sex und böse Streite. So könnte man diesen Urlaub gut zusammenfassen. Ich muss an das Selfie aus dem Flugzeug denken. 2018 im September. Wie jung wir beide aussehen. Wo wir landen würden, ahnte niemand. Und wir hätten uns wahrscheinlich alle bösen Streite gespart, hätten wir in die Zukunft blicken können.

Jetzt fliegen wir vom BER nach Paris. Gut organisiert. Kein Chaos. Willy Brandt und die Ständige Vertretung begrüßen uns. Wir starten gleich mit Blutwurst und Mett. Das französische Tatar macht mehr her – zugegeben. Bei Air France gibt es WLAN an Bord. Wir hören die Placebo-Playlist zur Einstimmung.

Charles de Gaulle. Eine lange Uber-Fahrt nach Versailles, über die Stadtautobahn, der riesige Ring. Alles größer als in diesem letztlich doch irgendwie provinziellen Berlin. Freitagnachmittag und vier Spuren. Wir ziehen flott durch die Metropole, trotz hohem Verkehrsaufkommen, und werden von James empfangen.

Ich habe James in Mexiko kennengelernt. Wir waren beide 23 Jahre alt und es hat irgendwie gefunkt. Er hat sich in eine kanadische Austauschstudentin verliebt. Ich mich in eine Mexikanerin. Wir mochten uns und wir wussten beide, dass unser Austauschjahr zu Ende geht. Auf der letzten Reise haben wir uns am Strand getroffen, in Maruata, Michoacán. Noch unbekannt. Einige Jahre später schon Geheimtipp und Hotspot.

Dort haben wir im Paarmodus Cabañas gemietet. Jeden Abend, nach dem Strandtag, trafen wir uns bei einer Señora. Die hatte eigentlich nur Bier im Angebot. Aber sagte gleich am ersten Abend: »Wenn ihr Fisch mitbringt, kann ich euch den zubereiten.« So saßen wir vier, fünf Abende an ihrem Tisch. Aus Fisch wurde Tintenfisch. Die Gespräche, niemand kann sich heute daran erinnern, 20 Jahre sind vergangen. Wahrscheinlich haben wir über unsere Träume gesprochen. Über unsere politischen Vorstellungen. Wie sich die Gesellschaften verändern müssten. Große Worte.

Am Strand sind in der starken Strömung immer wieder junge Menschen gestorben. Es gab Kreuze und Tafeln. Ich weiß noch, wie wir an einem späten Nachmittag etwas angetrunken gemeinsam dort standen und überlegten, eine Bucht zu durchschwimmen. Zum Glück haben wir es nicht getan.

20 Jahre später kommen Karo und ich bei James in Versailles an. Er ist gleich nach dem Studium nach Paris gegangen. Als Spanischlehrer. Irgendwie hat das für mich gepasst, er hat so einen französischen Touch. Dann kam für ihn die Doktorarbeit an der Sorbonne, eine Tortur. Heute arbeitet er im Gesundheitssektor an der elektronischen Patientenkarte. Darüber reden wir viel, vielleicht hätte so ein Instrument in Deutschland Karo vor dem Krebs frühzeitig warnen können, weil dort bestimmte Anamnesedaten – auch familiäre – erfasst und ausgewertet werden. Wir essen Käse, trinken Wein und reden Englisch, Spanisch und Französisch durcheinander. Sofie, seine neue Partnerin, ist uns gleich sympathisch.

Dann geht es los zu Placebo, mit der Pariser U-Bahn zu einer riesigen Arena. Gut organisiert, aber 60 000 Menschen sind wirklich ungewohnt nach der langen Pandemie. Die mittlerweile älteren Herren performen musikalisch ausgezeichnet, aber gehen kaum in Interaktion mit dem Publikum. Ich erinnere mich an ihr Konzert in Mexiko-Stadt 2003. Junge wilde Kerle. Gerade erst zu Rockstars geworden, feierten sie diesen Status wie Halbgötter ab. Jetzt sagen sie, man solle nicht filmen, weil es die Atmosphäre störe. Und sie spielen

»Without You I'm Nothing« nicht, unsere Hymne müssen wir selbst singen.

Wir ziehen trotzdem zufrieden weiter durch die Straßen. In urige Pariser Bars. Trinken große Biere. Lachen glücklich über alte Geschichten. Fahren zurück nach Versailles. Singen die Placebo-Songs alle noch mal durch. Karo und Sofie reden fließend Französisch und kichern die ganze Zeit. Ich schaue James lächelnd an und wir prosten uns mit Mezcal zu, natürlich auf Spanisch.

James hat mich einmal zu Weihnachten 2010 in meinem Heimatdorf besucht, Forstmehren im Westerwald. Zufälligerweise gab es seit über 20 Jahren zum ersten Mal weiße Weihnachten. Tiefer Schnee. Mein Vater lebte noch und hat mit James gemalt. Tagsüber in seinem Atelier. Abends saßen wir in der Sauna und nachts haben wir über Gesellschaft und Soziologie diskutiert. Mein Vater hat uns Nudelsalat gemacht für die Reise nach Berlin. Wie klein wir waren. Wie ernst wir die Wissenschaft, die Soziologie und Politik genommen haben. Aber wie viel Spaß wir auch hatten.

Wie wundervoll es ist, jetzt mit den beiden in Paris zu sitzen. In einem guten Restaurant. Mit einer stattlichen Weinkarte, bien sûr! Mit Karo. An ihrem Geburtstag. Was für ein Geschenk, dass es geklappt hat. Wie viele Geschenke können wir noch auspacken? Das Leben ist eine ganz besondere Sendung, aber ohne Garantie auf eine pünktliche Lieferung.

# 7.
# Kinder, Kinder

Karo.
## DIE ERSTE BEGEGNUNG

Lara ist fast vier Jahre alt, als ich sie kennenlerne. Als ich Samad an einem Dezembertag in seiner Wohnung besuche, die in anderthalb Jahren unsere gemeinsame sein wird, bin ich aufgeregt. Was, wenn mich dieses Kind total blöd findet? Ich kenne Samad erst seit ein paar Wochen und bin erst verwundert über seinen Vorschlag, Lara zu treffen. Doch dann finde ich die Idee gar nicht so schlecht, schließlich gehört dieser kleine Mensch zu ihm. Wie wichtig ihm seine Tochter ist, hatte er auch in seiner Anzeige der App geschrieben, das war mir sehr sympathisch – auch wenn ich nicht gezielt nach einem Mann mit Kind gesucht hatte. Nun sehe ich das kleine Mädchen also. Zuvor hatte ich im Supermarkt vor dem Süßigkeitenregal gestanden und viel zu lange darüber nachgedacht, was so ein kleines Wesen wohl gern mag. Immerhin, ich habe ein paar Nichten und Neffen, bin also nicht ganz ungeübt mit Kindern. Und dennoch ist das hier was ganz anderes. Die Schokolade mit den bunten Stücken kommt kurz gut an, wird aber schnell uninteressant. Von den Kindern meiner Schwestern weiß ich, es ist immer besser, das Kind auf sich zukommen zu lassen, anstatt es einzuengen. Und tatsächlich ist es entspannt. Samad hebt Lara in ihren Kindersitz, der an der kurzen Seite des Holztisches klemmt, und ich finde es rührend, wie er mit ihr umgeht. So liebevoll, so selbstverständlich. Später erzählt Samad mir, Lara sei tatsächlich wählerisch. »Sie hat schon mal einer Ex-Freundin von mir gesagt, sie solle rausgehen«, sagt er und lacht. »Als hätte sie schon vor mir gewusst, dass das nichts wird.« Ich bin froh, diese kleine Generalprobe ist gut gelaufen. In dieser Zeit, in der wir uns noch nicht lang kennen, sprechen wir auf einem Weihnachtsmarkt in Friedrichshain in einer kleinen Hütte mit zwei Glühwein in der Hand darüber, ob wir uns nicht auch ein gemeinsames Kind vorstellen können. »Du hast ja schon eine Tochter, willst du denn überhaupt noch ein Kind?«, frage ich. Aus meiner Datingzeit weiß ich nur zu gut, dass Männer solche Fragen furchtbar finden und gern ausweichen. »Oh, das könnte ich mir sehr gut vorstellen«, sagt Samad und nimmt mich fest in den Arm. Klar, da sind wir frisch verliebt. Und bis wir ernsthaft drüber reden, werden Jahre vergehen. Aber ein erstes Abchecken liegt nun hinter uns, und nach und nach entscheiden wir, dass wir es miteinander ernst meinen.

### Samad.
## KINDLICHE HOFFNUNG

Ein Kind entscheidet über eine neue Beziehung mit. Ich weiß noch genau, wie Lara die Regisseurin vor die Tür gesetzt hat. Zugegeben, sie wirkte zuweilen oberflächlich und war auch sehr getrieben von ihrem Beruf. Nichts war wichtiger als der eigene Film. Auf eine spielerische Leichtigkeit konnte sie sich nur schwer einstellen. Karo mochte Lara von Anfang an. Sie war damals drei Jahre alt.

Auf Lara hatte ich mich ganz eingestellt. Zwar hat die Liebesbeziehung zu ihrer Mutter, Ella, nicht gehalten. Das war eigentlich schon seit Jahren aussichtslos. Und trotzdem war Lara von Anfang an ein Geschenk, das ich komplett angenommen habe. Für sie habe ich an meinen Themen gearbeitet. Natürlich ist ein Kind sehr anstrengend. Aber ich war immer mehr als glücklich mit ihr, konnte in meiner Vaterrolle voll aufgehen. Und die geteilte Elternschaft – 50/50 – funktioniert deutlich besser als die Liebesbeziehung. Natürlich boten sich auch Freiheiten, die mir entsprachen. Eine klare Aufteilung in Zeit mit Kind und Zeit für mich und andere.

Jetzt muss auch Lara damit umgehen, dass Karo Krebs hat. Sie hat sofort ein Bild gemalt, eine Demo gegen Krebs und Corona. Bis heute ist sie positiv, glaubt, dass Karo es schaffen wird. Obwohl ich offen mit ihr geredet habe über die Aussichten. Sie hat diese kindliche gute Hoffnung und die ist stark.

An den Wochenenden vor der Diagnose sind wir oft zusammen zu Aneto gefahren. Karos Pferd in Falkenberg. Eine neue Partnerin mit Pferd, das kommt bei einem Kind super an. Lara sitzt im Sommer auf Aneto, Karo hält die Zügel. Grinsen über beide Ohren. Der Inbegriff von Glück an einem sonnigen Tag. Wir haben uns Kosenamen gegeben. Karo Kunterbunt, Samad Sorgenfrei und Lara Lustig. Natürlich war ich traurig, als die Aussicht auf ein zweites Kind mit dem Verlauf der Krankheit vom Tisch war. Und ich musste mich auch ehrlich damit auseinandersetzen, wie wichtig mir das ist. Sicher wäre es ähnlich toll wie Lara geworden. Aber ja, so hat das Schicksal entschieden. Warum Karo dieses Schicksal trifft? Von dieser Frage muss ich mich mühsam verabschieden. Es trifft wohl immer die, die es am wenigsten verdienen.

Auch von der Frage, warum kein Arzt und keine Ärztin eine ordentliche Anamnese bei der Aufnahme gemacht hat. Zwei Fälle von Darmkrebs bei Eltern und Großeltern hätten bei aufmerksamer Betrachtung zu einer frühen Vorsorgeuntersuchung führen können. Aber selbst als sie mit Blut im Stuhl zu einer Fachärztin gegangen ist, hat die keine Darmspiegelung verschrieben, sondern sie nach Hause geschickt. Zu jung. Das war 2014, da war der Darmkrebs vielleicht noch ein Polyp.

So tief ist Lara natürlich nicht in die Details der Krankheit involviert, in diese Verzweiflung über Karos Schicksal. Aber so gut es eben geht, haben wir auch Lara mitgenommen auf diese Reise, die Zeit jetzt ganz besonders intensiv zu nutzen. Zwei Sommer haben wir seit der Diagnose zusammen im Garten verbracht. Lara ist ein absoluter Naturfan. Zwei geschenkte Sommer voller Blumenpracht und Bienen, voller Beeren und Beete. In den Liegestühlen auf der Wiese. Rasen mähen. Grillen. Feuerschale. Sonnenuntergänge. Ein dritter ist uns hoffentlich noch vergönnt.

## Karo.
## ABSCHIED VOM KINDERWUNSCH

Eine Zeitlang dachten wir noch, es könnte klappen mit einem gemeinsamen Kind. Kurz nach meiner Diagnose nimmt sich Dr. Rudolph, der wundervolle Chefarzt der Chirurgie, anderthalb Stunden Zeit, um in seinem großen Büro mit Samad ein Gespräch zu führen. Über die schwierigen Momente, die nun folgen werden. Darüber, dass man Eizellen von mir hätte einfrieren können, es dafür jedoch keine Zeit mehr gebe, da ich sofort operiert werden muss. Mit jeder neuen Therapie, die ich beginne, denke ich an meine Eizellen und verliere lange Zeit nicht die Hoffnung, dass doch alles plötzlich gut werden könnte und wir so weitermachen könnten wie vorher. Nein, besser als vorher. Mit klareren Vorstellungen davon, was wir wollen und wie wertvoll die gemeinsame Zeit ist. Mit mehr »Ja!« im Leben, zu großen und zu kleinen Entscheidungen und mit einem klaren Bewusstsein. Der ganze Krebs-Mist quasi nur eine grausame Pause vom normalen Leben. Klingt vielleicht naiv, denn die Statistik sagt was anderes. Und dennoch sind diese kleinen Luftschlösser etwas, an dem wir uns festhalten können. Motivation, um weiterzumachen. Vielleicht kann ja doch noch alles gut werden.

Doch je weiter meine Krankheit fortschreitet – trotz der vielen Therapien, von denen einige noch gar nicht offiziell für meine Krebsart zugelassen sind –, desto mehr Luftschlösser zerplatzen. Der Kinderwunsch etwa. So lange haben Samad und ich noch die alten kleinen Kleidungsstücke von Lara aufgehoben. Doch eines Tages, im Sommer 2022, zieht Samad eine der großen Tüten aus unserem Kämmerchen, um sie wegzugeben. »Ich denke, die werden wir nicht mehr brauchen«, sagt er etwas melancholisch. Damit ist es besiegelt. Für uns beide. Wir sprechen nur hin und wieder drüber, zaghaft. Vielleicht ist die Angst zu groß, sich zu verletzen. Manchmal, da kommt Wut hoch bei Samad, Trauer. »Viele andere in unserem Umfeld haben gerade das Thema Kinder und Familie. Und was haben wir?«, sagt er verzweifelt. »Ja, in unserem direkten Umfeld, in unserer Blase, da ist das so. Obwohl, nein, selbst in unserem Freundeskreis gibt es Menschen, für die ein solcher Wunsch unerfüllt bleibt. Aus anderen Gründen«, erwidere ich. Wieder mal fühle ich mich ein klein wenig angegriffen. Schuldig dafür, dass ich der Grund für all diese Probleme bin. Wütend, dass Samad aus meiner Sicht so schwarz-weiß denkt. Mit etwas festerer Stimme sage ich: »Es bringt doch nichts, zu sagen, dass alle anderen um uns herum zu 100 Prozent glücklich sind und wir nicht. Jeder hat seine Themen, niemand ist nur glücklich durch und durch.« Samad seufzt laut. »Aber darum geht es doch nicht. Was wir durchmachen, ist einfach so extrem! Das ist nicht normal für Menschen in unserem Alter. In so einer Lebensphase, in der es um ganz andere Themen gehen sollte.« Ich zucke zusammen, denn ich weiß natürlich, was er meint. Und dennoch sage ich: »Was bringt es uns denn aber, uns auf diese Sichtweise zu versteifen? Davon haben wir doch nichts, das macht uns nur unglücklich, sonst nichts!«

Nicht alles diskutieren wir bis zum Ende aus. Manche Dinge verlaufen auch einfach im Nichts, in einem langen, leeren Schweigen. Irgendwann greift jeder für sich das ein oder andere Thema auf, denkt im Stillen darüber nach, schließt auf seine Weise für sich damit ab. Es macht mir Angst, wenn Samad zwischendurch offenlegt, er müsse sich überlegen, wie wichtig ihm der Wunsch nach einem zweiten Kind ist. Ehrlichkeit, die wehtut. Und es zerreißt mich, dass ich nichts, rein gar nichts tun kann.

Februar 2023. »Du bist wahnsinnig«, sagt Samad und lacht. Ich sitze auf meinem Lieblingsplatz in der gemütlichen Ecke unseres dunkelgrauen Sofas, umringt von meinem Laptop, diversen DIN-A4-Blättern, Büchern, ausgeschnittenen kleinen Buchstabencodes und Stiften. Ich hebe meinen Kopf, schaue in seine Richtung schräg links von mir und lächle. »Na ja, übermorgen feiert Lara ihren Geburtstag, und ich hab ihr versprochen, dass ich eine Schatzsuche für sie vorbereite«, sage ich. »Aber wir sind doch gestern erst aus Mexiko wiedergekommen und du hattest heute Therapie. Brauchst du nicht ein bisschen Pause?«, sagt Samad. »Jaaaa, ich mach auch nicht mehr so lange. Ich möchte nur kurz die Struktur vorplanen, dann mach ich den Laptop zu.« Samad setzt sich mit einer Tasse Tee neben mich. »Und was hast du dieses Mal vor?« Ich drehe meinen Laptop ein Stück in seine Richtung und grinse ihn an. »Dieses Jahr gibt's eine Planetenreise. Ich hab Lara gesagt, sie soll ein Thema vorschlagen, und nun bastele ich daran.« – »Aha«, sagt Samad. »Und wie läuft das?« – »Ich hab es noch nicht bis zum Ende gedacht, aber grob hatte ich es mir so vorgestellt: Ich werde einen verfremdeten Plan von unserer Nachbarschaft malen, auf dem nummerierte Planeten eingezeichnet sind. Jede Aufgabe hat eine Ziffer als Lösung, die zum nächsten Planeten führt. Und: Dieses Mal soll es eine Geschichte drum herum geben.« Samad nippt an seinem Tee. »Und was ist das für eine Geschichte?« Ich ziehe meinen Laptop zu mir, scrolle hoch. »Warte, ich lese dir den Anfang vor: ›Rums! Gerade eben seid ihr noch gut gelaunt durchs Weltall gesaust, als euer kleines Raumschiff LA-10 plötzlich heftig durchgeschüttelt wurde. Was war passiert? Das muss wohl ein Meteorit gewesen sein, der euch getroffen hat. Ihr schaut euch gegenseitig an. Niemand verletzt, puh! Aber was ist mit dem Raumschiff?‹ Na ja, und dann müssen sie eben zu den Planeten fliegen. Auf einem gibt es Räuber, die klauen Dokumente, die müssen sie dann zurückholen. Gerade fällt mir aber noch kein gutes Ende ein, da muss ich noch drüber nachdenken.« Samad streicht mir langsam über den Rücken, wie er es immer macht. »Vielleicht machst du dir darüber morgen Gedanken?« – »Ja, vielleicht«, sage ich und klappe den Laptop zu. Erst jetzt merke ich, wie müde ich eigentlich bin. Schon zu Laras letztem Geburtstag war ich in einen kleinen Schatzsuche-Wahn verfallen, weil ich Lust hatte, ein paar schöne Rätsel zusammenzustellen. Dieses Jahr habe ich nur ein paar Tage Zeit, da wir unsere große Reise gemacht haben und ich vor Weihnachten nicht dazu gekommen war. Umso mehr freut es mich, dass die Geschichte schon fast steht. »Du musst mit mir aber gemeinsam die Route ablaufen, damit wir sehen, ob alles funktioniert, okay?«, frage ich. Dasselbe haben wir schon im letzten Jahr gemacht. Was gibt es Schöneres, als an einem nasskalten, grauen Januartag durch das kahle Kreuzberg zu laufen, um eine Kinderschatzsuche zu testen? Samad seufzt. »Na klar, das machen wir«, sagt er. »Jetzt essen wir aber erst mal was.«

Beim Testlauf durch die Kälte klappt am nächsten Tag alles reibungslos, und so sitze ich einen Abend vor der Geburtstagsfeier zu Hause an unserem schönen alten Esstisch aus Holz, vor mir ein riesiges Blatt Tonkarton. Wie in meinen Teeniejahren, als ich noch viel gezeichnet und gemalt habe, bereite ich alles vor: Ich stelle die Lampe am Regal so ein, dass ich gut sehen kann. Verteile kleine Tupfer Acrylfarbe auf der Farbpalette. Sortiere meine Pinsel. Stelle ein Glas Wasser bereit. Mache mir entspannende Musik an. An diesem Abend bin ich allein zu Hause, und so wie früher verfalle ich in eine tiefe Ruhe, als ich den Pinsel auf das Papier setze. Noch weiß ich gar nicht, wie das alles aussehen soll, ich lasse mich ein wenig treiben, male vor mich hin. Irgendwas wird schon draus werden. Und tatsächlich, als ich nach und nach die Planeten zufüge, entsteht vor meinen Augen eine kleine Parallelwelt. Ich spüre, wie ich mit meiner kleinen ausgedachten Geschichte förmlich verschmelze. Dort der Planet Dunkelos, auf dem die Räuber gelandet sind. Dort Mathatur, auf dem die Mathe- und Logikaufgaben warten. Und schließlich, das Finale der kleinen Tour: das Wurmloch, durch das die Kinder zurückkatapultiert werden in ihre Galaxie, zurück auf die Erde. Dort wartet der Schatz – ein Karton voller Süßigkeiten, die Samad wie gewohnt zum Geburtstag kauft. Obenauf einige saure Würmer zum Vernaschen. Sind ja schließlich alle gemeinsam durch ein Wurmloch gereist.

Die Kinder machen super mit, ich freue mich, dass niemand trotzig aussteigt und alles total blöd findet – mit zehn Jahren kann das ja durchaus schon mal passieren. Es dauert alles länger als gedacht, am Ende geraten wir in die Dunkelheit, doch alle wirken zufrieden auf dem Weg zurück in die warme Wohnung von Laras Mutter Ella, die mit Pizza auf uns wartet. Durchgefroren werfe ich Samad einen Blick zu. »Ha, hat alles geklappt«, sage ich lächelnd. Und füge leise hinzu: »Gutes Teamwork«, mit Blick auf das große Klemmbrett, das Samad in der Hand hält und auf dem die Kinder Schreibaufgaben lösen konnten. Zuvor hatte ich Samad instruiert, was er wann machen muss. So hat er beim Wettrennen die Ziellinie mit Kreide aufgemalt, den Kindern die Staffel in die Hand gedrückt, bei Zeitaufgaben die Stoppuhr gestellt und mit mir gemeinsam Tipps gegeben, wo wohl der nächste Hinweis zu finden sein könnte. Es gibt viele Momente, in denen ich das Patchworkmodell, das wir führen, großartig finde. Durch unsere Tour hatte Ella Zeit, die Pizza vorzubereiten. Wir wiederum freuen uns über den appetitlichen Duft in der Küche und beißen genüsslich ins erste heiße Stück, während die Kinder in Laras Zimmer im Kreis sitzen und darüber diskutieren, wie sie den Schatz fair aufteilen können. Nach ein wenig Toberei kommen schon die ersten Eltern zum Abholen, irgendwann springt Lara in meine Richtung und strahlt mich mit ihren großen Augen an: »Diese Schatzsuche war sogar noch besser als die letzte! Danke!« Ich bin gerührt und denke daran, dass das vielleicht eine der Erinnerungen an mich sein könnte, wenn ich irgendwann nicht mehr da bin. Sie träumt in der Nacht sogar von Planeten, sagt sie. Kurze Zeit später, der Geburtstag liegt schon ein paar Tage zurück, fragt sie mich: »Kannst du zu meinem nächsten Geburtstag wieder eine Schatzsuche machen?« Ich zögere kurz, denn vor mir liegt ein weiterer CT-Termin, bei dem mir meine Ärztin mitteilen wird, wie es um die Größe meiner Metastasen steht. Ob ich Laras elften Geburtstag überhaupt erleben werde? Und wenn ja, wie wird es mir dann gehen? Diese Augen, die mich voller Erwartung anschauen – ich kann doch jetzt nicht das sagen, was mir durch den Kopf geht. Ich schlucke alles herunter. »Na klar«, sage ich. Und hoffe so sehr, dass wir uns noch eine weitere Geschichte ausdenken können.

# 8.
# Schonungslos ehrlich

Karo.
AUCH WENN ES WEHTUT

Jetzt reden wir, endlich. Nachdem wir uns in den letzten Tagen und Wochen in diesem Sommer 2021 immer wieder angezickt haben. Etwa, als wir Ende Juni in unserer kleinen Schrebergartenhütte mit Lara Bohnanza gespielt haben. Ein simples Kartenspiel, bei dem man möglichst viele Bohnensorten auf seinen Feldern anlegen soll, um zu gewinnen. Doch Samad klinkt sich schon nach der Hälfte des Spiels aus, seine Gedanken fliegen ins Nirgendwo. »Hey, du bist dran«, sage ich. Er zischt irgendetwas zurück, sagt, dass er keine Lust mehr habe, verlässt die kleine Hütte, indem er die Tür etwas zu laut hinter sich zuknallen lässt. Lara guckt mich fragend an. »Wir haben doch gar nichts gemacht.« Ich weiß nicht, was ich sagen soll. »Nein, haben wir auch nicht«, antworte ich, weil mir nichts Besseres einfällt. Wie kann ich der Tochter meines Freundes die gesamte Situation erklären; die ganze Misere, in der wir seit inzwischen schon mehr als neun Monaten stecken. Andere Paare in unserem Alter verbringen diese Zeit ihres Lebens mit einer Schwangerschaft, mit der Vorfreude auf ein Kind, das bald das Licht der Welt erblickt, mit dem Einkauf niedlicher kleiner Söckchen und Strampler, einer Geburt, einem neuen Leben. Wir beschäftigen uns seit mehr als neun Monaten mit meinem metastasierten Krebs.

Samad.
KEINE PAUSE

Ab wann wird eine Situation zu viel? Nicht mehr tragbar für einen Partner? Die Antwort darauf zu geben ist schwer. Mein Impuls war von Anfang an, Karo bedingungslos zu unterstützen. Ich würde mir dasselbe wünschen von meiner Partnerin, wenn es mich trifft. Aber die Energie des Anfangs hält nicht ewig. Und eine bewusste Auseinandersetzung mit den Folgen für mich, die konnte ich nur nebenbei führen. Am Rande. Instinktiv haben wir viel richtig gemacht. Und trotzdem kommen die Grenzen.

Neun Monate sind vergangen. Die Zeitspanne einer Schwangerschaft. Bei der Schwangerschaft kommt dann – hoffentlich – eine gesunde Geburt und eine Phase des Aufbruchs. Auch wenn die sehr anstrengend ist. Hier ist es anders. Ich bin gerade zum ersten Mal, aber dafür relativ eindeutig, an meine Grenzen gestoßen auf dem Weg, Karo bei ihrem Überlebenskampf zu unterstützen. Ich arbeitete weiter voll. Wenn auch sehr flexibel. Corona kam on top. Und ob bewusst oder unterbewusst: Es ging ja auch um mein Leben. Entscheide ich mich hier für den bedingungslosen Weg mit ihr? Was hat das für Konsequenzen für mich? Was gebe ich auf, wovon muss ich mich verabschieden, wenn ich das bis zur letzten Konsequenz mitmache?

Für diese Fragen ist eigentlich kein Raum, weil die

kranke Person fast immer im Vordergrund steht. Mir wurde klar, dass ich auch mir Raum geben muss, um nicht selbst zu einem Pulverfass zu werden. Aber wie und wo? Im Überlebenskampf gibt es keine Pause. Der Marathon wurde eher zu einem Ironman, ohne angemessenes Training oder Vorbereitung.

Karo.
## REDEN

In unserem Garten sitzen Samad und ich uns nun gegenüber, zwei Wochen sind nach dem Bohnanza-Zwischenfall vergangen. Wir sitzen auf zwei Stühlen, ohne Tisch, ohne Getränke, kein nettes Beisammensein, sondern einfach nur Reden. Lara ist bei ihren Großeltern. »Ich kann nicht mehr«, eröffnet Samad das Gespräch, und dieser Satz wird an diesem Tag und in den folgenden Wochen noch häufiger fallen. Dieser Satz, auf den ich nur sehr schwer reagieren kann. Denn was soll ich denn bitte sagen? Schließlich bin ich ja diejenige, die Krebs hat, nicht er. Das macht mich in diesem Moment wütend und traurig zugleich. Doch ich lasse ihn erst mal erzählen, während ich die Ellbogen auf meine Knie stütze, die im eng verknoteten Schneidersitz vor mir nach schräg außen in die Höhe ragen. »Die letzten Monate waren einfach viel zu heftig«, fährt Samad fort. »Dr. Rudolph hat von sechs Monaten gesprochen und auch davon, dass eine Heilung nicht ausgeschlossen ist. Doch es zieht sich immer mehr in die Länge und immer wieder bestimmt die Krankheit unser Leben.« – »Ja, das weiß ich. Und es geht mir ja ganz genauso«, werfe ich ein, in Gedanken daran, dass wir nur diese eine Woche Urlaub machen können, zwischen meinem letzten Chemozyklus und einem CT. Und dann ruft Dr. Annen ausgerechnet in dieser einen Urlaubswoche an, um mir mitzuteilen, dass die Lungenmetastasen trotz Chemo langsam weiterwachsen. »Es fühlt sich an wie ein Marathon und ich habe langsam keine Kraft mehr«, sagt er. »Ich auch nicht. Denn bei diesem Marathon gibt es keine klare Ziellinie. Das heißt, wir beide können mit unseren Kräften nicht mehr gut haushalten«, sage ich. Man wünscht sich einfach so sehr, dass es bald ein großes Feuerwerk gibt, eine große Party, ein erleichtertes Aufatmen. Endlich, endlich haben wir den Krebs besiegt! Aber das Gegenteil tritt ein und es wird von Woche zu Woche fordernder, für meine Seele, meinen Körper, unsere Beziehung, unser gemeinsames Leben, von dem wir uns etwas anderes versprochen und erhofft hatten. »Wir können nicht mal einen Urlaub genießen, weil es immer wieder um deine Therapien geht«, sagt Samad etwas lauter und ich fühle mich angegriffen. Als wäre das meine Schuld. Es stimmt, jeder Urlaub, jede Planung, jeder noch so kleine Ausflug, ja selbst jeder kurze Austausch darüber, was wir essen, wird häufig von meinem Befinden, meinen Nebenwirkungen, meinen sich verschiebenden Therapien, einem neuen CT bestimmt. »Ja, das ist richtig großer Mist. Aber dafür kann ich nichts«, platzt es aus mir heraus und ich spüre, wie Tränen in meine Augen schießen. »Ich weiß«, sagt er, doch sein Blick weicht mir aus. Ich merke schon seit Wochen, dass er sich immer wieder zurückzieht, sich schnell angegriffen fühlt, gereizt ist. »Du darfst mich nicht ansehen und in mir die Krankheit sehen. Denn das tust du gerade und das ist unfair«, sage ich und schaue ihn scharf an, weil es mich so verletzt. »Wir sollten die Krankheit als etwas Drittes definieren, hier, neben uns.« Ich deute zwischen unseren Stühlen mit meinen Händen nach rechts ins Leere. »Und auf sie können wir sauer sein. Aber ich bin nicht meine Krankheit, verstehst du? Ich bin mehr als das.« – »Ja, du hast recht«, sagt Samad. »Aber so oder so ist das einfach kein normales Leben. Und ich merke, ich kann das alles nicht mehr alleine tragen. Es ist auch für mich belastend. Ich frage mich, ob du nicht auch einiges mit anderen teilen kannst. Dinge auf mehreren Schultern verteilen. Denn auf meinen fühlt es sich immer schwerer an und ich kann nicht mehr.« Nun kann ich meine Tränen nicht mehr zurückhalten. Es ist einfach alles so unfair und ich möchte schreien. Ja, ich verstehe dich, irgendwie. Ja, es ist viel, auch für dich. Ja, ich habe gute Freunde, und mit denen teile ich so oder so schon viel, und sicherlich können sie auch noch mehr tragen. Ich kann mich in Samad hineinversetzen und gleichzeitig wünsche ich mir, vielleicht kindlich-naiv, dass er mich einfach immer und immer in den Arm nehmen kann, um mich zu stützen. Das tut er oft, seit so langer Zeit schon. Aber ja, auch er muss seine Grenzen wahrnehmen und sie kommunizieren. »Ich kann es versuchen. Es ist nur so verdammt schwierig, weil ich natürlich viele Gedanken mit dir teilen möchte. Und letztendlich wird es auch nicht weggehen, dass unser Leben derart von dieser beschissenen Krankheit geprägt ist«, sage ich. Kurz kommt eine Angst in mir hoch. Würde er mich verlassen? Weil alles zu viel ist? Ich spreche es aber nicht aus. Wir müssen unsere Sachen packen, denn schon in einer halben Stunde sind wir mit drei Freunden von Samad und deren Kindern am See verabredet. Eigentlich das Letzte, wozu ich gerade Lust habe. Aber die sind extra rausgefahren in die Nähe unseres Gartens, also setzen wir uns ins Auto und fahren schweigend zum See.

Im Nachhinein denke ich mir, ich hätte mir früher und intensiver Hilfe holen sollen. Die Arbeit runterfahren. Häufiger Beratung in Anspruch nehmen. Die Termine mit meiner Therapeutin hatte ich nur alle paar Monate gesetzt, eher um den Kurs zusammen zu besprechen. Die letzte Etappe Revue passieren zu lassen und die Herausforderungen der nächsten zu besprechen. Irgendwie war da ein Gefühl, dass für mehr gerade gar kein Raum ist. Die wöchentliche Therapiesitzung ein Luxus, den man sich gönnen kann, wenn gerade niemand ums Überleben kämpft. So ein Quatsch, ich hätte die Arbeit reduzieren sollen, eine Dreiviertelstelle vielleicht. Einfach gesagt als Leitungskraft, alle versuchen, den Kurs zu finden in der Pandemie. Irgendwie durchzukommen in einem Szenario von geschlossenen Schulen, digitalen Neuerfindungen und der nächsten Chemotherapie.

Ich habe versucht, weiterhin die Kraft aufzubringen, den Überlebenskampf zu begleiten. Und wie schon erwähnt, irgendwie war die Arbeit auch ein kraftspendendes Paralleluniversum. Vielleicht auch Eskapismus, ja. Aber die Stunden ohne die Krankheit haben mich auch auftanken lassen. Ähnlich wie in einer Kleinkindsituation. Wer ins Büro gehen darf, der hat es gut. Piece of cake im Vergleich zur nervenaufreibenden Kleinkindbetreuung oder gar zum Höllenritt von Chemos und Operationen, um einen aggressiven Feind im eigenen Körper loszuwerden.

Als wir ankommen, sind die anderen schon da. Ich setze meine riesige Sonnenbrille auf und hoffe, dass man mir mein Leid nicht zu sehr ansieht. Meine Haare sind in diesem Sommer dauerhaft zerzaust. Ich umarme nacheinander Ben, Hajo und Regine, sage den vier Kids kurz Hallo und ziehe meine kurze Hose und mein Shirt aus. Im Badeanzug setze ich mich auf mein Handtuch links neben Regine, während ich kurz gedankenverloren auf den See blicke und dann wieder an meine Narben auf dem Bauch denke. An die Metastasen in der Lunge, die partout nicht kleiner werden wollen. Ich drehe mich zu Regine um und finde es so absurd, mit meinen riesigen Gedanken im Kopf – vom Streit mit Samad, der gesamten Situation – jetzt mit ihr über ihren neuen Job zu reden. Wie automatisiert stelle ich ihr Fragen, esse ein paar Stücke Paprika, die in einer knallbunten Tupperbox vor mir liegen, und fühle mich dabei total fehl am Platz. Irgendwann fragt sie mich, wie es mir geht. Das überfordert mich und ich atme auf einmal flacher. »Na ja, geht so«, sage ich ihr, während vor meinem inneren Auge die Bilder von Samads stechendem Blick auftauchen. Dann wieder meine CT-Bilder, die Erinnerungen an den Anruf von Dr. Annen, die mir erzählt, dass die aktuelle Chemo nicht anschlägt. In meinem Kopf drehen sich die Gedanken schneller und schneller. Meine Sonnenbrille ist dunkelblau, und ich hoffe, sie verdeckt meine verweinten Augen verlässlich. Doch Regine merkt, dass etwas nicht stimmt. »Meine Chemo schlägt nicht an«, sage ich ihr direkt ins Gesicht. »In meiner Lunge wachsen gerade die Metastasen weiter. Das ist schon sehr fordernd.« – »Oh, das tut mir leid«, sagt sie. Und dann erzählt sie noch ein paar Sachen, aber eigentlich geht es schnell wieder um den Job, die Kinder. Das macht das Ganze irgendwie noch absurder und ich möchte eigentlich gar nicht hier sein. Aber wohin mit mir? Mit all dem Ballast, der in Form von bösartigen Zellen an mir dranhängt. Ich kann davor eben nicht weglaufen, es nicht ignorieren. Wir verbringen den Nachmittag am See, und ein paar Tage später schreibt mir Regine, sie sei mit der Situation einfach überfordert gewesen, ich könne aber jederzeit mit ihr sprechen.

Samad.

## UNTERSTÜTZUNG

Niemand hat einen Masterplan für diese Katastrophe. Oft genug versuche ich mich in Karos Situation zu versetzen. Wie schlimm es sein muss, wie viel Panik diese tödliche Krankheit verursachen muss. Und gleichzeitig hat jedes Lebewesen, jedes Individuum, seine Grenzen. Die Partnerin so intensiv zu unterstützen ist vielleicht auch einfach zu viel. Wie bei der Kleinfamilie, die überfordert ist von Kind, Jobs und dem ganzen Rest. Es klingt so logisch, noch mehr Menschen mit einzubeziehen. Aber praktisch ist es so schwierig. Karos Eltern haben das in der ersten Therapiephase ab Herbst 2020 großartig gemacht. Sie haben sich temporär eine Wohnung in Berlin gemietet. Waren viel für Karo da, gerade tagsüber, während ich mich mit meiner Arbeit beschäftigte. Das hat unglaublich viel geholfen. Aber gleichzeitig war auch das immer ein Ausnahmezustand. Irgendwann haben sie die Wohnung aufgegeben. Aber die Krankheit war nicht besiegt.

Und so fuhren wir seither vorwiegend zu zweit weiter. Alle wollen sich einbringen. Ihre Schwestern kamen vorbei. Verwandte fragten nach, genauso viele Freunde. Aber sie alle wollen sich auch nicht aufdrängen oder gar stören. Und es ist tatsächlich ein Zwiespalt. Schon rein organisatorisch ist es schwierig, mehr Menschen einzubeziehen. Es bedeutet meist noch mal Extraaufwand, Termine und Treffen zu organisieren. So oft liegt es nahe, einfach das Wochenende in Ruhe zu zweit oder zu dritt zu verbringen und aufzutanken. Aber immer wieder merken wir dann auch, wie gut Unterstützung eigentlich wäre. Oder ich merke: Alleine für mich etwas zu machen, das wäre jetzt gut – um Kraft zu tanken. Leider leben wir nicht in den Dörfern, in denen so eine Situation von allen mitgetragen wird – wenn es die überhaupt jemals gab.

Karo.
## AN DER GRENZE

Gerade brauche ich wirklich Urlaub, ehrlich gesagt brauchten wir beide etwas noch Größeres, und zwar Urlaub vom Krebs. An vielen Tagen wirkt Samad sichtlich erschöpft oder gereizt. Wir streiten uns über Kleinigkeiten, warten nur darauf, dass der eine den anderen provoziert. Ich sehe es in seinem Blick: Wenn er mich anschaut, sieht er manchmal nicht mehr mich als Menschen, als Frau. Sondern er sieht die Krankheit. Dieser Blick, der sich in meine Seele bohrt, tut weh. Seit meiner Diagnose versuche ich so sehr, dagegen anzukämpfen, plötzlich nur noch eine Krankheit zu sein. Ich genieße jeden Sonnenstrahl noch mehr als sonst, ich freue mich über meine guten und so klugen Freunde, die für mich da sind. Ich ziehe mich gern schön an, creme mich jeden Tag mit viel Zeit ein und spiele seit dem Ende der letzten Chemo Ende Juni 2021 sogar mit dem Gedanken, zum Friseur zu gehen, wo ich seit anderthalb Jahren nicht mehr war. Meine zerzausten Haare sind noch da, ich versuche sie zu pflegen und nach Möglichkeit zu stylen. Ich esse gut und gern und versuche, die schönen Momente voll und ganz wahrzunehmen und sie einzuatmen. Alice im Wunderland, die seit Ewigkeiten auf der Teeparty mit dem verrückten Hutmacher sitzt und die Zeit vergisst. Und dennoch blickt Samad mich hin und wieder an, als sei ich persönlich der Krebs und alles an mir verantwortlich dafür, dass wir es gerade so schwer haben.

Dieser Konflikt, er wird sich nie komplett lösen, und er kommt immer wieder hoch. In Momenten, in denen plötzlich der Stress zu viel wird. Wenn Samad und ich beide an Projekten arbeiten und spüren, nur einen Gedanken mehr können wir beide nicht tragen. Wenn ich mal wieder eine Nebenwirkung spüre, vor Erschöpfung tagsüber auf dem Sofa schlafe oder meine entzündeten Nagelbette zähle. Dann kracht es manchmal über uns herein. Mit seiner Wut bringt Samad in der Regel eine Überforderung zum Ausdruck. Wenn ich leide, kann er es nicht gut ertragen. Erst hilft er mir, ist für mich da, kocht, geht in die Apotheke. Aber nach ein paar Tagen wird ihm alles zu viel. Mit der Arbeit, meiner so sichtbaren Krankheit, der Verantwortung für Lara, einfach alles. Dann kommen Streite hoch. Dennoch versuchen wir es wacker: Wir verabreden uns getrennt, damit wir nicht immer gemeinsam zu Hause sind. Wir versuchen zu reden, so gut es geht. Nach einem Streit nehmen wir uns in den Arm und probieren es mit der Taktik: Nicht der andere ist schuld an der Misere, sondern diese Krankheit.

Ganz konkret hatte ich natürlich keine Vorstellung davon, wie eine Beziehung abläuft, wenn der eine Krebs hat und der andere nicht. Aber zumindest kommen einem ein paar Filmszenen in den Kopf. Jan Josef Liefers und Til Schweiger zum Beispiel, die in »Knockin' on Heaven's Door« noch einmal gemeinsam das Meer sehen, bevor einer der beiden an Krebs verstirbt. Gut, sie beschließen vorher, ein wenig kriminell zu werden, aber immerhin sind sie sich ziemlich einig darin, dass jetzt erst mal alles scheißegal ist. Ähnlich wie Jack Nicholson und Morgan Freeman, die in »Das Beste kommt zum Schluss« den Plan fassen, ein paar Weltwunder zu besuchen und einen Mustang zu fahren. Das klingt so mitreißend traurig-schön, und es macht natürlich Sinn, in Drehbüchern dieser Art niemals das Wort »Erwerbsminderungsrente« einzuflechten. Generell nicht, wie es eigentlich finanziell aussieht, wenn man sich alle Punkte einer Bucketlist erfüllen möchte – vor allem, wenn man jung ist, darum noch nicht so lange in die Rentenkasse eingezahlt und leider auch noch nicht den Hauskredit abbezahlt hat. Und so sitzen Samad und ich also im Mai 2022 mal wieder auf unserer kleinen Veranda im Garten, an einem sommerlich anmutenden Abend, als plötzlich, zum ersten Mal, das Thema Geld auf den Tisch kommt.

Neben einer Reise in die Toskana, zur Hochzeit meiner guten Freundin Anna, hatten wir zuerst lose über Mexiko nachgedacht und ein wenig darüber gewitzelt, welche Dinge wir gemeinsam unternehmen könnten. Doch nun wird es konkret, und es geht um Geld. »Ich weiß ehrlich gesagt nicht, wie ich mir das alles leisten soll«, sagt Samad und schaut mich ernst an. »Wir haben uns für das Haus entschieden und damit für einen strikten Plan zum Sparen. Ich habe nicht so viel Geld, um einfach um die Welt zu reisen. Wo soll ich das hernehmen?« Ich spüre, heute ist einer dieser Tage, an denen es um Streit geht. Sobald die ersten Blitze durch die Luft zischen, möchte ich am liebsten aufstehen und gehen. Abwarten, bis die Blitze und das Grollen vorüber sind, um mich dann wieder wie gewohnt an Samad zu kuscheln, so wie es sein soll, verdammt noch mal. »Natürlich müssen wir ein bisschen rechnen«, sage ich. Zu dieser Zeit arbeite ich noch und bekomme Gehalt, doch ich kann nicht sagen, wie lange das noch möglich sein wird. Ein paar Wochen könnte ich mich noch krankschreiben lassen und Krankengeld beziehen, dann aber heißt es: arbeitslos melden. Und falls ich laut medizinischem Bericht einer offiziellen Stelle als nicht vermittlungsfähig eingestuft werde – eben, weil ich zeitnah sterben werde –, bekomme ich wohl umgehend eine Erwerbsminderungsrente. Vorsorglich habe ich mir den Betrag errechnen lassen. Es sind rund 500 Euro im Monat. 500 Euro. Selbst Hartz IV ist mehr, doch das kann ich nicht beantragen, solange ich mit Samad zusammenwohne, der relativ gut verdient. Meine Eltern könnten mich finanziell sicher unterstützen, doch ich habe große Probleme damit, sie um Geld zu fragen. Warum, kann ich nicht mal beantworten. Vielleicht allein schon, weil ich befürchte, die Unterstützung, um die ich sie bitte, könnte zu viel sein. Kredit und Reisen, das ist nicht ohne. Wie ein Gift in kleinen Dosen erschwert uns dieses Thema den Sommer noch zusätzlich. Als hätten wir nicht genug Ballast, doch so leicht ist all das nicht zu lösen.

Nun sitzen wir hier also, und anstatt vorfreudig darüber zu sprechen, wie wild und wunderbar wir unsere verbleibende Zeit gestalten, geht es um den Kredit. Wir hatten so fest daran geglaubt, dass ich zumindest die Eröffnung unserer frisch renovierten Ruine in der Uckermark noch miterleben werde, vielleicht sogar die ersten Jahre des Betriebs. Und bis dahin meine Raten so weit abbezahlen kann, bis sich der Kredit durch die Mieteinnahmen des Projektes trägt. Doch der Krebs hat anders entschieden. Ob ich das fertige Haus vor mir erstrahlen sehe, wird mit jedem verzweifelten Therapieversuch unwahrscheinlicher – dass Samad schon bald allein den Kredit abbezahlt, dagegen immer realistischer. Wenn ich aufhöre zu arbeiten, geht nichts mehr. Kein Kredit, keine Reisen. Die Erwerbsminderungsrente lässt keinen Platz für Träume. Zumindest nicht, wenn man so jung ist wie ich und in diese Situation gerät. Wäre ich älter, hätte ich vielleicht bereits ein Haus abbezahlt. Hätte mehr Zeit gehabt, um vorzusorgen. Mir bleibt kaum anderes, als meine Eltern zu fragen. Für den Kredit, für eine kleine Reisekasse. Als würde ich auf den letzten Metern meine Selbstständigkeit verlieren und verraten, so fühlt es sich an.

Ich grüble darüber nach, ob eine Bucketlist denn wirklich so sehr an Geld gebunden ist. Und klar, die meisten Dinge sind zum Glück sogar gratis. Gefühle, Umarmungen, Gedanken, die wir teilen. Zum Glücklichsein gehört eigentlich nicht so viel Geld. Für das ein oder andere dann aber eben schon. Ein gutes Essen, ein wenig Paragliding. Große Reisen, kleine Ausflüge. Dieses eine Kleid, das man sich wünscht und bisher nicht gekauft hat.

Vogelfreiheit und Finanzen, mit diesem schwierigen Knäuel landen wir erneut auf der Couch von Beziehungscoach Hahn. Der muss lächeln, als er mit uns die Themen noch mal im Schnelldurchlauf Revue passieren lässt, mit denen wir zwei Jahre zuvor bei ihm waren. Kurz vor der Diagnose. Als wären es keine wirklichen Probleme gewesen. Aber er beruhigt uns auch. »Was ich hier täglich sehe an Banalitäten, mit denen die Paare sich ihr Leben verderben, das wollen Sie gar nicht wissen …«

Der Coach rät uns, die Situation so zu leben, wie sie nun mal ist. Loszulassen von falscher Scham: »Wenn Geld hilft, dann werden Ihre Eltern froh sein, einen Beitrag leisten zu können.« Er rät uns, aus der Spirale rauszukommen. Uns jeden Tag für die Dinge zu entscheiden, die sich richtig anfühlen. Das ist leichter gesagt als getan. Aber endlich geht Karo auf ihre Eltern zu. Fragt nach Geld für Reisen. Ohne mit der Wimper zu zucken, unterstützen sie uns. Wir finden mit ihnen eine Übergangslösung für unser Hausprojekt. Sie sind da. Und wir können, Schritt für Schritt, aus unserer Sorgenspirale aussteigen und uns den Tagen widmen, die uns bleiben.

Herr Hahn hatte uns geraten, die Geschichte umzudrehen: »Sie müssen es so sehen: Sie haben jetzt nicht mehr die Probleme, die alle Menschen im Alltag haben. Sie können jetzt so leben, als gäbe es kein Morgen.« De facto hat er recht, aber diesen Schritt zu machen und nach der Unterstützung dafür zu fragen, sie anzunehmen, das war kein leichter Weg. Wir sind froh über die Unterstützung. Gleichzeitig sehe ich mehr und mehr, es gibt immer eine Alternative. Und wenn es die Privatinsolvenz ist, dann könnten wir trotzdem jetzt an einem Teich sitzen und Enten füttern. Mit ein paar Krumen. Solange wir beide da sind. Loslassen ist die schwierigste Übung bei diesem Marathon.

Karo.

DER COACH

In einem ruhigen Moment hat uns Herr Hahn sogar von seiner eigenen Geschichte erzählt. Sie ähnelt unserer so sehr, dass ich mich erschrecke. Auch bei ihm wurde vor einiger Zeit Krebs diagnostiziert. Und vor vielen Jahren war er mit einer Frau zusammen, die ebenfalls an Krebs erkrankt war. Eine gewisse Zeit hatten sie gemeinsam, dann ist sie gestorben. Er hat es geschafft, ist noch immer krebsfrei. Diese Scheißkrankheit, die so viele trifft. Und nun sitzt er hier vor uns und lächelt, so ruhig, so besonnen. Verrückt, dass wir genau bei diesem Menschen auf der Couch gelandet sind. Der uns so gut versteht wie kein Zweiter. »Leben Sie, jetzt noch viel mehr, nutzen Sie diese Zeit, die Ihnen bleibt, so intensiv, wie Sie nur können. Glauben Sie mir, ich weiß, wovon ich spreche.«

# 9.

# Manchmal hilft nur Ironie

Karo.
WENN ALLES SCHIEFLÄUFT

Mein Leben nimmt das mit der Achterbahn der Emotionen immer wieder wörtlich, stelle ich fest. Ob im ganz banalen Alltag oder im OP, immer wieder laufen Dinge anders als erhofft. Eigentlich ziemlich seltsam, zu denken, man hätte ein Recht auf ein reibungsloses Leben ohne Holpern. Als könnten wir das beeinflussen. Im Laufe der Zeit hat sich bei mir eine Art satirische Überlebensstrategie herausgebildet, um mit Dingen umzugehen, die nicht klappen. Hilft ganz gut, gebe ich zu, denn so habe ich selbst im Leben mehr zu lachen. Manche Dinge nicht zu ernst nehmen – vor allem solche, die wir eh nicht ändern können.

Sommer 2021. Das Hausprojekt gerät ins Stocken. Die Denkmalschutzbehörde wirft uns gefühlt wöchentlich neue denkmalgeschützte Steine in den Weg, um den Bau unseres Traumhauses in der Uckermark zu verteuern, zu verkomplizieren, geradezu unmöglich zu machen. Manchmal werden Samad und ich nervös, wenn wir an das Geld denken, das wir in dieses Projekt stecken, während um uns herum die Baupreise steigen und die Inflation anklopft. Trotz allem buchen wir im

Herbst unseren langersehnten Urlaub: eine Woche in Kroatien. Nebensaison, zum Glück nicht so teuer und gefühlt sehr notwendig für uns zum Durchatmen. Pandemie und Krankheit haben uns so lange in den eigenen vier Wänden gehalten, dass wir uns diese eine Woche gönnen wollen. Der Garten beschert uns in den ersten Herbstwochen Schlag auf Schlag riesige Mengen an Pflaumen, Trauben und Äpfeln. Auf einmal stehen so viele Eimer mit frisch gepflücktem Obst in der Wohnung, und ich komme aus dem Einkochen nicht mehr heraus.

Irgendwann denke ich, es sei eine gute Idee, Sport zu machen. Ich überrede Samad, mit Freunden eine Runde Tennis zu spielen. »Na gut«, sagt er, und schon stehen wir am Montag vor unserem Urlaub mit Sophie und Victor auf dem Tennisplatz. Es dauert eine halbe Stunde, bis Samad sich verletzt. Zu schnell nach vorn gerannt und gestoppt, zack, schon ist ein Muskelbündel durch. Sechs Wochen Regeneration, er kann nicht mal auftreten, und als wir am folgenden Tag aus dem Krankenhaus kommen, läuft Samad auf Krücken. Zur selben Zeit ruft ein Handwerker an. »Ich stehe vor Ihrer Tür und wollte Ihren Keller überprüfen.« Vor einer Woche hatte ein Nachbar ein kleines Rinnsal bemerkt, das sich durch unseren Keller geschlängelt hat, unsere Hausverwaltung wollte den Schaden prüfen lassen. Nun stehe ich mit dem Handwerker allein im Keller und schleppe ein Möbelstück nach dem anderen aus dem Raum heraus. Währenddessen wird klar: Das ist kein kleines Rinnsal, und es ist leider auch kein Heizungswasser. Es ist Abwasser und davon inzwischen sogar recht viel. »Boah ne, das kann ich heute nicht reparieren, da muss ich wann anders wiederkommen. Ich melde mich mit einem Termin«, sagt der Handwerker und rümpft die Nase vor lauter Abwasseraroma. »Aber wir sind in ein paar Tagen für eine Woche im Urlaub«, erwidere ich in Gedanken an Kroatien. »Dann kommt danach jemand, das ist gar kein Problem.« Es wird noch einen Monat dauern, bis jemand kommt, bis dahin läuft munter das müffelnde Abwasser in den Keller hinein. Aber das kann ich jetzt noch nicht ahnen und so stelle ich brav die stinkenden Gegenstände wieder zurück in den Raum. Keine Ahnung, was ich ansonsten jetzt damit machen soll, bin ja schließlich alleine da unten im Muffekeller.

Erst Monate später, als Samad wieder beweglicher ist, werden wir in einer Wochenendaktion den halben Keller leer räumen. Alles, was auf dem Boden stand, ist inzwischen solide versifft. Altes Geschirr, Kinderklamotten, dazu viele der Umzugskartons, die dort über Jahre lagerten, gefüllt mit Samads Studienzeug, von dem er sich bisher nicht trennen konnte. Als wir sie zu zweit anheben, reißt bei einigen von ihnen wegen der Feuchtigkeit der Boden raus. So stehen wir also mit alten Schuhen lachend inmitten der stinkenden und braun gefärbten Werke von Marx und Adorno, die allesamt auf dem Müll landen. Herrlich.

Aber zurück zum Besuch des Handwerkers. Ich komme hoch in unsere Wohnung. »Kannst du mir einen Kaffee machen?«, fragt Samad betont zuckersüß, durch seine Verletzung unbeweglich auf dem Sofa sitzend. Und so kümmere ich mich in den kommenden zwei Wochen um Samad, um Lara, um mein Pferd und um diverses Gartenobst, das verarbeitet werden will, da es sonst zu schimmeln droht.

Mit Samads Verletzung wird der Urlaub anders als erwartet. Auf dem Festland nehmen wir Taxis, wo wir nur können, doch auf der Insel, die wir ansteuern, gibt es tatsächlich kein einziges Taxiunternehmen, wie wir bei unserer Ankunft feststellen. Als ich einen Tag später mit der Fähre zurück aufs Festland fahre, um dort einen Mietwagen für unsere Urlaubsinsel zu organisieren, merke ich schlagartig, wie blöd die Idee ist. Es ist Sonntag in der Nebensaison. Alles hat zu, kein Wagen in Sicht. Es fängt an zu regnen und zu stürmen. Missmutig laufe ich zur Fähre und fahre zurück auf unsere Insel. Einen Tag später klappt es, ich erwische eine ominöse kleine Autovermietung in der Hafenstadt Zadar. Als ich eintrete, zählt der Besitzer gerade viele Scheine und guckt zufrieden. Er lächelt mich an, als ich mich bemerkbar mache. »Klar, kein Problem, für eine Woche bekommt ihr ein Auto. Mit Karte zahlen geht aber nicht, nur Cash, gern Euro.« Dafür ist es günstig, also frage ich nicht nach. Übliche Erklärungen zum Thema Versicherung und Eigenbeteiligung fallen weg, stattdessen zeigt mir der Mann mit nur wenigen Haaren einen kleinen, recht verbeulten VW-up, der vor der Tür steht. Ich fotografiere jede Schramme und jede Beule sowie den fehlenden Tankdeckel und schaue ihn vielsagend an. Er nickt verständnisvoll, lächelt und drückt mir den Schlüssel in die Hand.

Gut, Urlaub ist so weit gerettet, denke ich mir, wir können uns nun zumindest fortbewegen. Leider erwischt mich eine dicke Erkältung und ich frage mich, ob meine weißen Blutkörperchen aka Immunsystem von der Chemo gerade zerstört wurden oder ob sie wohl noch da sind und mit geballter Power an meiner Körperabwehr arbeiten. Fühlt sich an wie ein Glücksspiel – und ich gewinne! Ich bin zwar den halben Urlaub krank, aber mein Körper bekommt es einigermaßen gewuppt, und nach einer Weile geht es bergauf. In Kroatien stürmt es dieser Tage häufig und es sind nur 17 Grad. Egal, Hauptsache Tapetenwechsel, sage ich mir, während ich frierend meine dünne Jacke verteufele und in meiner Handtasche nach unbenutzten Taschentüchern krame. Am Flughafen nur nicht husten, denke ich, noch immer ist in Kroatien in Verkehrsmitteln Maskenpflicht und am Flughafen wird – mal mehr, mal weniger streng – geprüft, ob man geimpft oder genesen ist.

Am 18. Oktober kommen wir zurück nach Hause. Einen Tag später fange ich wieder zu arbeiten an. Nach mehr als einem Jahr Krankschreibung tatsächlich ein schöner Wiedereinstieg. Auf die allmorgendlichen Teammeetings, die ich vorher manchmal mit Augenrollen begrüßt hatte, freue ich mich richtig. Die Stimmen der Kolleginnen und Kollegen zu hören tut gut. Ich schreibe einen Artikel über Viren und frage mich, ob ich dem zauberhaften Chefarzt Dr. Rudolph wohl das neue Heft vorbeibringen soll, um mich bei ihm zu bedanken. Schließlich hat er mich und Samad nach der Diagnose durch seine ruhige Art so gut aufgefangen, hat einen Kontakt zu einer anderen Klinik hergestellt, sich immer wieder erkundigt, wie es mir geht. Dieses Mitfühlen, auch von Ärzten, ist das, was einen durch schwierige Zeiten trägt.

Die letzten Wochen haben mich allerdings ziemlich geschlaucht, und ich merke immer deutlicher, was es für eine schwierige Aufgabe ist, sein angelerntes Mindset in einen anstrengenden Alltag zu übertragen, in dem noch dazu alles schiefgeht.

Durch die ständig neuen Zyklen verschiedenster Chemotherapien bin ich oft müde und kaputt. Mein Körper und meine Seele befinden sich immer wieder in einem Wettstreit, wer eigentlich gerade mehr leidet. Mir kommt das Bild von zwei Turteltäubchen in den Sinn, die sich am Telefon ansäuseln. »Du legst zuerst auf.« – »Nein, du.« – »Nein, du.« Ich stelle mir Körper und Seele als zwei alte Frauen vor, beide völlig abgehalftert, mit rauchiger Stimme und lederner Haut: »Du siehst abgefuckter aus.« – »Nein, du.« – »Ne, ganz ehrlich, du.« Ich kann mich selbst gar nicht entscheiden, wem von beiden es wohl gerade miserabler geht, versuche ich doch, Pflege für beide zu betreiben.

Auch die Tage im Krankenhaus nach den Operationen sind zäh. Nach einer Lungen-OP im Sommer 2021 wache ich erneut auf einer IMC-Station auf – Immediate Care, so etwas wie eine Mini-Intensivstation, auf der man nach einer OP übergangsweise stärker überwacht wird. Meine frisch herangefahrene Bettnachbarin entpuppt sich als Fall aus der Psychiatrie, die arme Dame leidet an Demenz und Depressionen, eine unschöne Kombi, und sie hat beschlossen, keinen Ton mehr von sich zu geben. Dafür kotet sie sich zweimal in ihrem Bett ein, das kann ich wegen der Vorhänge zwischen den einzelnen Betten zwar nicht sehen, aber ich nehme es trotzdem wahr und versuche, an etwas Schönes zu denken. Gar nicht so leicht, denn ein Mann, der schräg gegenüber von mir auf die Station geschoben wurde, redet fast ununterbrochen und schnauzt zwischendurch das Pflegepersonal an, sodass ich mich fast fremdschäme.

Zwischendurch furzt er und fragt lautstark nach Wasser und anderen Dingen, die ihm möglichst schnell gebracht werden sollen. Ich möchte einschlafen, um mich wegzubeamen, doch mein rekordverdächtig niedriger Blutdruck macht mir einen Strich durch die Rechnung. Bei jedem Hauch von Traumland piept mich mein so erreichter Niedrigstand direkt zurück in die Realität und ich schaue grimmig auf den rot blinkenden Bildschirm. Wie in einem Dunst erfahre ich, dass bei dieser Operation deutlich mehr Metastasen gefunden wurden, als im CT sichtbar waren. Darum hat der Eingriff auch sechs Stunden gedauert statt der geplanten drei. Und vielleicht haut es mich dieses Mal auch so um.

Die Opiate machen mich tagelang schläfrig und hindern mich daran, aufzustehen. Mein Blutdruck ist noch immer so niedrig und mir ist andauernd schlecht, sobald ich mich aufsetzen will. Als ich darum bitte, mir weniger davon zu geben, kommen die Schmerzen. 11 Zentimeter ist dieser Schnitt an meiner rechten Seite auf Brustkorbhöhe, 17 Klammern stecken darin, wie ich knapp zwei Wochen nach der OP zum ersten Mal sehen werde. Am zweiten Tag nach der OP komme ich auf die normale Station und erlebe die nervigste Zimmernachbarin seit Langem. Zwischendurch frage ich mich, ob ich zur Misanthropin mutiert bin, denn eigentlich mag ich Menschen ja. Aber im Krankenhaus ist das irgendwie anders. Es geht einem schlecht, das Essen schmeckt nicht und so wird die Haut immer dünner. Meine Nachbarin ist 60 Jahre alt, heißt Petra und innerhalb kürzester Zeit weiß ich alles aus ihrem Leben. Während sie mir alles ungekürzt und unverblümt erzählt, sitzt sie mir schräg gegenüber, zum Teil ein wenig breitbeinig, zum Teil mit zu wenigen Klamotten. Im Krankenhaus gelten andere

Regeln, da bemüht man sich weniger um Anstand, stelle ich immer wieder fest. Wenn es jemandem nicht gut geht, habe ich dafür ja vollstes Verständnis. Ich für meinen Teil habe zumindest bei den ersten Zeichen der Besserung versucht, meine eigenen Klamotten anzuziehen und nicht ganz so breitbeinig irgendwo zu liegen. Das habe ich ehrlich gesagt auch unter Schmerzen vermieden, behaupte ich. Petra ist schon seit neun Tagen im Krankenhaus und sie ist einfach nie still. Selbst als das Essen aufs Zimmer gebracht wird, unterhält sie sich eher mit ihrem Salat als mit niemandem. Nach einigen Stunden beschließe ich, nicht mehr so sehr auf sie zu reagieren und mich auf meine Genesung zu konzentrieren. So versuche ich etwa den Schmerz wegzuatmen, nachdem mein PDK-Zugang – der Periduralkatheter, der einem Schmerzmittel zuführt – aus dem Wirbelkanal gezogen wurde und eine Welle aus brennendem Schmerz über mich hereingebrochen war. Ich setze meine Kopfhörer auf, mache mir eine Meditation an, schließe die Augen und mache Atemübungen in Richtung Fenster. »Hm, das Essen ist heut aber lecker. Gar nicht so schlecht. Aber neeee! Das hier kann ich echt nicht essen. Boah, ist ja widerlich! Willst du das haben? Habe auch nur an der einen Ecke abgebissen, kannst du gern probieren.« Petra hat einfach kein Gefühl dafür, wenn jemand um sie herum Schmerzen hat und gerade nicht reden will. Ich verdrehe die Augen. Das macht mich fertig. Petra macht mich fertig. Und mein PDK. Beides irgendwie. Ich will hier raus. Und lasse mir für die Nacht die stärkeren Tabletten geben.

Nach ein paar Tagen kann ich gehen. Endlich. Petra zischt auch ab und surrt mir noch zu, ich dürfe auf keinen Fall negativ sein. IMMER POSITIV BLEIBEN!

Das mache sie auch immer so. Ich versuche, es nett zu finden, denke aber gleichzeitig, dass ich nur in Petras Gegenwart aussehe wie Grumpy Cat höchstpersönlich. Natürlich sage ich ihr nicht, dass sie es war, die mein Zen in den letzten Tagen hart auf die Probe gestellt hat, sondern nicke freundlich und wünsche ihr alles Gute. Wahrscheinlich ein Zeichen, weiter an meiner inneren Mitte zu arbeiten, ich bin darin wohl noch nicht Profi genug. Fünf Tage nach der OP tut mir noch immer alles ziemlich weh, aber noch länger möchte ich nicht bleiben. Wer weiß, wer als Nächstes in diesem Zimmer wohnen wird. Also holt mein Vater mich ab und bringt mich ans Meer.

Es tut gut, die Wohnung meiner Eltern in Boltenhagen zu betreten, die ich schon seit Jahren kenne. Meine Mutter ist schon da, sie hat Brokkolisuppe gekocht und beim Geruch von in Sahne gekochtem Muskat denke ich an meine Kindheit. Sie steht auf, lächelt mich an und nimmt mich vorsichtig in den Arm. »Schön, dich zu sehen«, sagt sie. »Wie geht es dir?« Etwas schwierig, darauf eine ehrliche Antwort zu formulieren. Ich fühle mich erschöpft, habe noch immer Schmerzen auf der rechten Körperseite. »Ganz okay«, sage ich. Die Suppe tut gut, auch beim Essen fühle ich mich wieder nach Kind, und ich lasse dieses Gefühl einfach zu, denke an mehrere Schultern, auf die ich meine Krankheit verteile.

Immer wieder habe ich in der Vergangenheit versucht, meine Eltern zu schonen, habe ihnen manchmal nicht die ganze brutale Wahrheit gesagt oder erst mal abgewartet, bis ich nach einem Verdacht ein eindeutiges Ergebnis hatte. Damit meine Eltern nicht mit mir gemeinsam bangen müssen, wie schlimm es um mich wirklich steht. Das Warten ist ein großer und oft gemeiner

Gefährte auf diesem Weg, fast so schlimm wie die schlechte Nachricht selbst. Wie oft ich meine Familie davor bewahren möchte, und dennoch zerreißt es einen manchmal, wenn man vor lauter Bangen nicht weiß, wohin mit sich. Wem kann man einen Verdacht auf eine Hirnmetastase anvertrauen, solange noch nicht klar ist, ob da wirklich etwas ist? Wem möchte man diese Sorgen zumuten? Oft vertraue ich mich erst mal Lea an, die mich auffängt, mich beruhigt, Fakten und Wahrscheinlichkeiten mit mir teilt. Vielleicht ist sie so, weil sie selbst ihren Vater an Krebs verloren und ihn bis zum Schluss begleitet hat. Intensiv das Leben leben, alle Höhen und Tiefen voll mitnehmen. Und hin und wieder über all das lachen, was einem so absurd vorkommt. Eine gute Kombi.

Am Tisch in der Boltenhagener Wohnung meiner Eltern reden wir zuerst nicht viel. In meiner Wahrnehmung fühlt sich alles weit weg und leise an. Liegt vielleicht auch an den ganzen Schmerzmitteln, die ich noch intus habe. Ich bin so müde. Aber froh, nicht mehr im Krankenhaus zu sein. Weg von Petra. Dafür bei meinen Eltern, die wie immer für mich da sind, wenn ich sie brauche. In den nächsten Tagen lasse ich mich voll und ganz drauf ein, dass sie sich um mich kümmern. Bin wieder Kind. Denn diese OP war nicht ohne, bereitet mir noch wochenlang Schmerzen. Grumpy Cat leckt sich die Wunden und ist bereit für den Strandkorb, die Erholung, das Meer.

# 10.
# Gemeinsam weinen

Samad.
DER KREISLAUF

Dieser Tag im August 2022 ist sonnig. Eine CT-Besprechung steht an. Wie viele solcher Tage hatten wir jetzt schon? Alle Hoffnung auf Heilung ist ohnehin schon begraben. Jetzt geht es um Zeit. Zeit, die noch gewonnen werden kann. Drei Monate ist die letzte Besprechung her, in der uns die Hoffnung auf Heilung genommen wurde. Die Bilder zeigten einen Progress. Mehr als 20 Prozent Wachstum im Vergleich zur Voraufnahme.

Das Krankenhaus hat einen wunderschönen Campus. Die Corona-Kontrollen sind gefallen. Wir können frei hereinspazieren. Viele Erinnerungen liegen auf dem Rasen, hängen zwischen den Bäumen. Ein Besuch nach einer OP kommt mir in den Sinn, Karo konnte sich mit Transfusionsständer zu uns runter bewegen, an die Eingangstür der Abteilung. Blass, aber motiviert. Auch eine Vorbesprechung zur Leber-OP war hier. Karo hatte eine Zeichnung mitgebracht vom Besprechungstermin. Die Spitzenärzte hatten diese superschwierige Aufgabe angenommen und am Ende auch gemeistert. Und das Ganze, ohne bösartiges Gewebe zurückzulassen.

Dann der unsägliche Tag im Mai. Nach richtig guten Ergebnissen drei Monate zuvor hat sich der Krebs entschieden zu mutieren. Viel zu schnell. Hat das Medikament durchschaut. Ist nicht klein genug geworden, um zu operieren, im Gegenteil, war wieder gewachsen. Niemand weiß, warum. Krebs ist der König der Krankheiten, er kann das.

Viele dieser Erinnerungen ziehen vorbei. Das Gras ist grün. Die Kittel weiß. Ich habe meine Erwartungen minimiert, bloß nicht noch mal enttäuscht werden. Trotzdem ist es wieder ein Schlag. Wieder ein Progress. Die Immuntherapie hat nichts bewirkt. Der Krebs ist aggressiv. Die engagierte Ärztin hat nur noch eine Option, das Wachstum zu verlangsamen, eine letzte.

Niedergeschlagenheit. Katastrophe. Der Feind gewinnt. Dr. Annen bleibt professionell. Aber sie schaut uns auch traurig an. »Wir haben alles versucht bei Ihnen. Wir haben es nicht geschafft. Es ist ernst.«

Der Sand in der Uhr verrinnt. Wir stehen weinend auf dem grünen Rasen in der Sonne. Fahren schweigend in den Garten. Essen Curry auf den Klappstühlen. Schneeglöckchen lassen ihre weißen Köpfchen hängen. Vögel haben am Pflaumenbaum die Rinde aufgepickt, die Larven darunter wurden zu Futter. Erste Knospen sind zu erkennen. Der große Zirkus des Lebens ist wieder bereit, er bereitet sich vor für das große Programm.

Es bleibt unwirklich. Wie kann eine Ärztin vor dir sitzen und sagen, dass sie nichts mehr tun kann? Wie kann sie das einem so jungen Menschen einfach sagen? Es muss ein Scherz sein, ein Traum. Sie ist ja erst 37 und hat das halbe Leben noch vor sich. Ein paar Flecken auf einem Computerbild können kein Grund dafür sein, uns solche Angst zu machen.

Manchmal frage ich mich ernsthaft, ob wir uns mit der modernen Medizin einen Gefallen tun. Vielleicht wäre es besser, einfach zu sterben, wenn es uns erwischt. Keine Hoffnung, kein Bangen, kein künstlich verlängertes Kämpfen, um dann am Ende zu verlieren. Das Ganze macht keinen Sinn. Warum? Der große Zirkus des Lebens und am Ende steht Leid und Tod. Der Preis für das Leben ist die Grausamkeit.

Gleichzeitig haben diese zwei Jahre einen riesigen Unterschied gemacht. An bewussten Momenten, an schönen Momenten. Natürlich auch an schrecklichen Momenten. Aber wenn Karo damals einfach gestorben wäre, innerhalb von ein paar Wochen, weil alles zu spät entdeckt wurde, dann hätte uns der schwerste, aber auch der intensivste und wertvollste Teil unseres gemeinsamen Lebens gefehlt. Im Überlebenskampf wird aus der Lebenszeit ein Diamant gepresst.

Zumindest kann der Garten heute wieder Zuversicht und Ruhe spenden. Ich schaue auf die vorbeiziehenden Wolken. Sonnenstrahlen haben sich in den Baumwipfeln verfangen. Da sagt mir eine stumme Stimme, dass wir keine Angst vor dem Tod haben sollen. Er ist kein Grund, Angst zu haben. Es ist egal, wann wir sterben, alles wird gut sein, wenn wir uns nicht fürchten. Ich muss an die Worte meines Opas denken. »Wir fallen am Ende nur in Gottes Hände«, hat er in seinen Erinnerungen geschrieben. Spricht mein Opa hier zu mir, in meinem Garten? Er, der die Gärten so liebte und noch vor dem Theologiestudium eine Ausbildung im Botanischen Garten Berlin gemacht hatte?

Aber was soll das heißen, die Hände Gottes. Es war sein Gott, nicht meiner. In die Hände dieses Universums könnte ich vielleicht sagen. Vielleicht ist sein Gott auch nur ein Bild für eine gute, große Kraft. Der Glaube, dass hinter alldem – dem Kreislauf der Natur – die Liebe steht und das Sagen hat. Nicht der Hass, nicht der Teufel. Die Hölle ist die Abwesenheit Gottes. Wenn es einen Gott gibt, dann wird er Karo mit Kusshand begrüßen bei sich. Vielleicht will er sie so früh holen, weil sie ein so guter und sympathischer Mensch ist. Ohne großen Neid, ohne Gier, relativ frei von Aggressionen und mit solidem Humor. Wer würde sich so jemanden nicht gerne einladen?

Ob es der liebe Gott ist oder das große Ganze, das Universum. Auf jeden Fall ist es leichter hier im Garten, wo der Kreislauf immer präsent ist. Wo Kommen und Gehen normal ist, dazu gehört, in einer beständigen Bewegung.

Ich frage mich, auf den Pflaumenbaum blickend: Kann es nicht genug sein irgendwann, können wir ab einem bestimmten Punkt nicht sagen, es war gut so? Sicher könnten wir das, theoretisch. Vergleiche es mit weniger privilegierten Leben im globalen Süden. Es gab Zeiten, da wäre 37 auch bei uns ein hohes Lebensalter gewesen. Trotzdem ist die Illusion wirksam. Die Norm. Wir werden 80, weil wir im Wohlstand leben und alle medizinischen Möglichkeiten haben. Vielleicht ist es eine Befreiung, sich von dieser Norm zu befreien. Zurückzublicken auf all das Glück, auf alles, was gut war. Die Geschenke des Lebens, die Gnade einer Geburt in der Moderne, in Westeuropa. Vielleicht sind zwei bewusste Jahre mehr wert als 20 im Hamsterrad.

Aber das schreibt sich leicht. Es tatsächlich anzunehmen, das ist ein weiter Weg durch viele Gärten und über viele Berge.

Mein Opa hat ein Gedicht von Max von Schenkendorf an den Anfang seiner Lebenserinnerungen gestellt, datiert auf »vor 1800«. Das Gedicht trägt den Titel »Der Garten«* und darin heißt es:

»Wo die Wunden nicht mehr drücken,
wo das Heer der Wünsche schweigt
und zu mir mit süßen Blicken
sich die ew'ge Liebe neigt.
Aus den Wipfeln will es steigen,
mein geliebtes Wunderbild,
nach des Gartens grünen Zweigen
blick ich still und lusterfüllt.«

Der Garten wird hier mit dem Frieden des Todes in Verbindung gebracht. Die Wunden drücken nicht mehr, das Heer der Wünsche schweigt und der Dichter geht auf in der ewigen Liebe, einer Kraft, die mit dem Garten und der Natur in Verbindung gebracht wird. Ein schönes Bild. Durch meinen Opa sicherlich christlich eingerahmt, er war protestantischer Pfarrer. Aber gleichzeitig ist diese Verbindung aus Tod, Frieden, Natur und Liebe ein Gedanke, den ich sehr gut nachempfinden kann, seit der Tod an unsere Haustür klopft und ich hier, im Garten, so oft auf unseren Pflaumenbaum schaue.

### Karo.
### DIE HOCHZEIT

Italien, September 2022. Ein kleiner Ort im Nirgendwo, zwischen Siena und Florenz. Es ist sonnig, als Samad und ich am späten Nachmittag in den kleinen holprigen Weg

* Max von Schenkendorf's sämmtliche Gedichte. Eichler, 1837. S. 70–71.

einbiegen, der mit hellen beigefarbenen Steinen bedeckt ist und von Kurve zu Kurve abenteuerlicher anmutet. Ziemlich weit oben am Hügel erblicken wir die Villa. Hier, an diesem besonderen Ort in der Toskana, wird Anna, meine gute Freundin aus Kindertagen, heiraten. Im kleinen familiären Kreis. Als sie mich vor Monaten gefragt hatte, ob ich ihre Trauzeugin sein möchte, haben wir beide angefangen zu weinen. Eine krebskranke Trauzeugin hat nicht jeder. Samad und ich parken den kleinen Fiat, den wir gemietet haben, am Fuße des Gebäudes und gehen langsam über einen breiten Kiesweg auf das Gebäude zu.

Samad.
## ABKOTZEN

Diese Fahrt in die Toskana war keine leichte Reise. Eine Hochzeit, jetzt?! In dieser Situation?! Ich hatte die Hochzeit eines alten Studienfreundes abgesagt nach den CT-Ergebnissen im Mai. Es fühlt sich falsch an, auf ein Fest von Zukunft und Leben zu gehen, während man selbst gerade verarbeiten muss, dass die Liebste keine Chance auf Gesundung mehr hat. Es gibt Grenzen. Aber Karo wollte unbedingt hin. Und am Ende wollte ich es ihr wahrscheinlich nicht antun, dort alleine aufschlagen zu müssen – in ihrer Situation. Also bin ich mit.

Anna und Aslan sind tolle Menschen. Wir hatten uns etwa ein Jahr vorher zum ersten Mal zu viert getroffen, Anna kannte ich schon ein paar Jahre länger. Eine höchst sympathische Frau, intelligent und gleichzeitig zurückhaltend. Und als sie eine Weile mit Aslan zusammen war, kamen sie zu Karos Geburtstagsparty nach Berlin. Wir sind am Tag darauf georgisch essen gegangen. Während Anna Karo nach der Trauzeugenschaft fragte, bin ich mit Aslan spazieren gegangen im Prenzlauer Berg. Ich mochte seine tiefen Gedanken und seine sehr besondere Verkopftheit. Auf eine Art fühlte ich mich an ein altes Ich erinnert, bei mir war die tiefe Theorie gesellschaftspolitischer Natur, bei ihm psychologischer. Der georgische Wein wirkte verbindend. Aber bei aller Liebe, eine Hochzeit an einem Traumort in dieser Situation. Zwei Menschen, die ihre Liebe und Zukunft feiern. Während wir uns über den härtesten aller Abschiede klar werden müssen. Wollen wir uns das wirklich antun, können wir das aushalten? Ganz symptomatisch habe ich einfach die erste Nacht in Italien durchgekotzt. Nach der Ankunft in Pisa steuerten wir zu zweit für eine Nacht eine nette Unterkunft in der Umgebung an. Wir landeten in einem malerischen Dorf, aßen Focaccia und tranken Wein in der nächsten Dorfschenke. Unfassbar lecker. Trotzdem habe ich mir nachts die Seele aus dem Leib gekotzt. Mich gekrümmt, mich immer wieder ins Bad geschleppt, musste aufpassen, nicht das Bewusstsein zu verlieren.

## Karo.
## EIN BESONDERES FEST

Die meisten der 22 Gäste sind bereits da. Nur Annas und Aslans Familien sind eingeladen, dazu die beiden Trauzeugen und wenige Freunde. Vorab habe ich mich mit dem anderen Trauzeugen Freddie abgesprochen: Was wollen wir organisieren und vorbereiten? Wenige Wochen vorher sind wir am Telefon zu dem Schluss gekommen, klischeehafte Hochzeitsaktionen passen nicht zu den beiden. Überhaupt wollen Anna und Aslan keinerlei Ritual feiern. Aus diesem Grund wollte ich auch unbedingt herkommen: weil es keine klischeehafte, pompöse Hochzeit mit nervigen Spielen und Ritualen sein würde. Sondern ein ruhiges, unkonventionelles kleines Event mit ein paar Freunden, an einem wunderschönen Ort. Ich dachte, nach all den Herausforderungen, die diese Krankheit in unser Leben bringt, könnte diese kleine Reise auch für Samad und mich zu etwas wirklich Schönem werden. Samad war von Anfang an skeptisch, aber ich hatte gehofft, er würde es genauso sehen, wenn wir erst mal da sind. Weil es hier einfach paradiesisch ist und ich weiß, dass meine Freundin eine Hochzeit jenseits von Stereotypen feiern würde. Am Ende vergisst sie sogar ihren Brautstrauß, weil ihr das alles nicht so wichtig ist.

Die Hochzeit soll einen Tag später stattfinden. Bis dahin erkunden wir mit den anderen Gästen das Gelände: die geräumigen Zimmer mit Blick auf die grünen Hügel, den Innenhof, der aussieht wie ein Gemälde, mit alten Stühlen, kleinen Pflanzen in Blumentöpfen, mehreren Holztischen, die aneinandergereiht in der Mitte des Hofes stehen, weiter oben gespannte Lichterketten, die abends zusammen mit den Kerzen auf den Tischen ein warmes, zartoranges Licht zaubern. Das Bad ist riesig, mit goldenen Wasserhähnen, einer großen Badewanne und einer rankenden Pflanze. Auf unserem Zimmer mit dem breiten Doppelbett liegen Taschen bereit, in denen flauschige Handtücher und Bademäntel verstaut sind. Wir treffen uns mit den anderen am Pool, der von Olivenbäumen gesäumt ist. Weiter unten hören wir einen Esel, ein paar Hühner und auch Schweine. Die Atmosphäre ist besonders, ich atme die Idylle förmlich ein und freue mich, Teil dieses kleinen, intensiven Events zu sein. Meine Freundin Anna habe ich lange nicht gesehen, wir umarmen uns und treffen uns später am Pool. »Ich freue mich so, dass ihr da seid«, sagt sie. Auf einen Schlag bin ich entspannt, werfe meinen Bademantel auf einer der Liegen ab und lege mich mit meinem schwarzen Badeanzug in die Sonne. Am Abend finden wir uns im kleinen Innenhof ein, der nur von unserer Gesellschaft besucht wird. Es gibt Pizza, und Anna sieht jetzt schon so bezaubernd aus in ihrem schwarzen Kleid, dabei ist ja morgen erst die Hochzeit. Sie umarmt mich fest, uns kommen kurz die Tränen. Weil es hier und heute so schön ist. Und weil so vieles drum herum so traurig ist.

Am nächsten Tag verschwindet Anna mittags im Zimmer ihrer Eltern, ihre Schwester und ich kommen dazu, helfen beim Ankleiden. Kurz vorher bin ich in mein langes grünes Kleid geschlüpft, das ich erst ein Mal anhatte. In Kreuzberg habe ich mich damit fehl am Platz gefühlt, doch in die Toskana passt es plötzlich so gut! Das Grün meines Kleides erinnert mich an das Grün dort draußen. Ich weiß nicht, wie Modeschöpfer dieses Grün betiteln würden, ich neige zu »Toskana-Grün« – nicht knallig, sondern warm und etwas dumpf, wie spätsommerliche Blätter, vielleicht von einem Olivenbaum, harmonisch, einlullend, darauf kleine Blumen. Als ich in das Zimmer trete und Anna sehe, bekomme ich eine Gänsehaut. So schön, wie ihr Kleid ihren Körper umspielt. Die langen dunklen Haare hat sie zur Seite gebunden, sie glänzen, ähnlich wie ihre Augen an diesem Tag. Auf dem Bett verteilt liegen zig Haarspangen und Accessoires, die ihre Mutter mitgebracht hat. Wir lachen, als sie die ein oder andere Spange an ihr Haar hält, denn sie wirken teils ziemlich pompös und kitschig. Am Ende steckt ihre Mutter ihr ein dezentes Haarteil an den Hinterkopf, so steht sie da, schlicht und elegant, glücklich und aufgeregt. Wir lachen, ihre Schwester schießt ein Foto, von ihr, von uns, Erinnerungen fürs Leben. Aslan wartet schon, der Trauzeuge Freddie klopft an. »Braucht ihr noch lange?« Die Schwester schiebt den Kopf durch die Tür: »Gleich fertig!« Da geht sie also hinaus, meine Schulfreundin, draußen wartet Aslan, so gerührt von ihrem Anblick, von allem. Wie geplant verschwinden die beiden, stecken sich die Ringe an, geben sich ein Versprechen. Welche Worte sie wählen, erfahren wir nicht.

Währenddessen schießt die Schwester Fotos von uns allen, vor uns die Kamera, hinter uns die Hügel der Toskana. Da kommen Anna und Aslan um die Ecke, die Stimmen verstummen. Ich bin so aufgeregt, weil ich eine kleine Rede vorbereitet habe. Hilfe, was, wenn mir die Tränen kommen, ich nicht sprechen kann? Aslan ergreift das Wort. »Wir sind so dankbar, uns gefunden zu haben. Und doch macht es uns so traurig, dass das nicht jeder von uns haben kann.« Er holt tief Luft. »Denn manche haben dieses Glück nicht.« Ihm kommen die Tränen. Geht es nur mir so? Oder meint er damit mich? Und Samad? Ich drücke Samads Hand, so fest ich kann. Schon wieder diese Tränen, immer wieder kommen sie, aus unterschiedlichen Gründen. Freude, Trauer, Freude, Trauer, das hält doch kein Mascara aus. Ich drehe mich nach links zu Samad. Sehe, wie seine Tränen laufen. Und laufen. Zu viel Emotion. Ist das gut? Muss das raus? Oder ist es zu anspruchsvoll? Sollen wir uns dem aussetzen? Hatte Samad recht, ist das zu viel? Die Hochzeitsgäste applaudieren, Aslans Rede ist zu Ende, alle sind ergriffen. Mein Magen dreht sich halb um. Ich fliege mit meinen Gedanken überall herum, bin mal bei Samad, mal bei mir, mal bei der Schönheit der Natur, der Freude über diese Hochzeit, es ist fordernd. Und trotzdem irgendwie auch schön.

Samad.

## ZU VIEL

Es ist alles zu viel. Auch die Hitze an diesem wunderschönen Ort. Ein bisschen ist es so, als ob du dich mit einem Todesurteil in der Tasche auf die Hochzeitsfeier von freien Menschen begibst. Die auf ein langes Leben anstoßen. Meine Übelkeit hat einfach angehalten. Das Kotzen der ersten Nacht ging vorbei. Aber es bleibt ein Druck im Magen. Am Pizzatisch des ersten Abends. Und auch bei der Zeremonie. Es ist eigentlich alles großartig, und genau so sollte eine Hochzeit sein – so könnte ich mir ebenfalls meine Hochzeit vorstellen. Aber in der Situation, in der wir stecken, ist es für mich doch eher eine Folter. Als wäre ich, während die anderen diese großartigen Stunden genießen dürfen, mit einem Dornenkranz bestückt worden und als würden immer wieder glühende Kohlen unter meinen Füßen liegen.

Karo.

## TRÄNEN

Wir bewegen uns ein Stück weiter weg, eine kleine Treppe hinunter auf einen Vorsprung, der geschmückt ist mit Blumen, Strohballen und Lichterketten. Ich lege das gefaltete DIN-A4-Blatt mit meiner Rede auf einen der Strohballen.

Plötzlich rasen zwei Hunde umher, spielen aufgeregt, bellen, pinkeln gegen das Stroh. Beinahe hätte es meine Rede erwischt. Annas Vater sagt ein paar Worte, wieder kämpfen alle mit den Tränen. Diese Feier ist so intim, so unkonventionell, so persönlich, wie ich es auf einer Hochzeit noch nie erlebt habe. Woran das liegt, ich kann es nicht sagen. Aber alle sind ergriffen. Und dann kommt meine Rede.

Ich muss ablesen, drücke Samad mein Sektglas in die Hand und frage mich, ob ich nur Unsinn rede? Auf dem zweiten Zettel steht: »Und genau darüber freue ich mich so: dass meine liebe Freundin, die ich so lange kenne, an deiner Seite, Aslan, so sein kann, wie sie ist. Und das ist, so glaube ich, was Liebe ist. Dass jeder sein kann, wie man tief im Herzen ist.«

Ich umarme Anna und Aslan, schnappe mir mein Sektglas und drücke Samad einen Kuss auf den Mund. Er lächelt zögerlich, wir stoßen an.

Und endlich geht es zurück in den Innenhof, zum Vier-Gänge-Menü inmitten der malerischen Blumendeko und Kerzen. Das Essen ist so wunderbar, und doch merke ich, dass Samad und ich nicht mehr die Nähe des Vorabends teilen. Ein paar Gläser Wein später fallen wir ins Bett.

Zwei Tage bleiben wir noch dort, und ich spüre, wie Samad zusehends in Gedanken versinkt und sich ein wenig abkapselt. Reden können wir hier nur schlecht, und so ganz weiß ich auch gar nicht recht, was los ist. Kann es nur ahnen.

Samad.

## NEBEN MIR

Schon an dieser wunderschönen langen Tafel stehe ich irgendwie neben mir. In Watte gehüllt. Small Talk, die Gefühle mit Wein betäuben. Versuchen, das großartige Essen zu genießen. Hans, der deutschstämmige Betreiber des Hofes, baut fast alles selbst an. Vor allem die Oliven, er macht ein sagenhaftes Öl daraus, zieht auch Schweine groß und Hühner. Es war ein Gedicht, das Menü. Und trotzdem ist in meinem Magen weiterhin ein Knoten. In der Idylle machen sich Mücken bemerkbar, eine italienische Variante der Kriebelmücke. Die beißen ziemlich fies und bei Karo und mir entzünden sich die Stiche. Irgendwann wird es unerträglich, draußen zu sitzen. Ich möchte in einem Eisbad liegen und die Toskana hinter mir lassen. Irgendwie halte ich durch, aber es gelingt mir nicht, einfach nur die Schönheit des Moments zu genießen – ohne Kontext. Es war nicht richtig zu kommen und ich muss es mir eingestehen. Es gibt persönliche Grenzen für Situationen. Hier war meine überschritten. Trotz aller Liebe und Fürsorglichkeit von Anna und Aslan.

Karo.

## ZWEI BLICKWINKEL

Zum Abschluss der Reise haben Samad und ich noch eine weitere Unterkunft in der Nähe von Pisa gebucht, nicht so weit weg vom Meer. Als wir mit dem kleinen Fiat dorthin fahren, spüre ich wieder die kleinen Blitze zwischen uns in der Luft. Auf dem Weg machen wir halt in einem kleinen Ort, um in einem Café ein Sandwich zu bestellen. Die Sonne scheint, doch zwischen uns ist es eisig kalt. Unsere Gedanken kreisen mal wieder darum, wie wir mit der Situation umgehen sollen. Ich hatte mir alles so schön vorgestellt. Als würden wir auf dieser Hochzeit wunderschöne Momente sammeln, die wir beide in einer gläsernen Schachtel aufbewahren könnten. Etwas kreieren, das bleibt. Doch Samad scheint das alles anders zu sehen. »Ich fand es wirklich fordernd, diese ganze Feier mitzumachen«, platzt es aus ihm heraus. »Da feiern zwei Menschen ihre Zukunft. Und was haben wir? Nichts!« Er wird ein wenig lauter. Ich fühle mich, als hätte er mir verbal ins Gesicht geschlagen. »Sollen wir uns denn ab jetzt verstecken und nichts mehr mit anderen Menschen machen, weil es uns traurig macht, zu sehen, was wir nicht haben?«, sage ich bissig. »Ich dachte, du hättest es wenigstens ein bisschen genossen. Denn es war doch auch für uns schön! Oder nicht? Eine tolle Villa an einem Traumort, und es war ja keine ganz klassische Hochzeit mit vielen Menschen, sondern ganz klein und persönlich.« Er guckt mich gereizt an. »Nein, ich fand es nicht schön. Es ging mir vorher schon so schlecht, ein Symbol dafür, dass ich eigentlich gar nicht dorthin wollte! Ich kann das nicht so sehen wie du, denn ich muss weiterleben, ich habe eine andere Perspektive auf all das. Ich kann das nicht.« Ich bin wütend. »Du kannst also nicht Momente mit mir genießen? Das ist doch das Einzige, was uns jetzt noch bleibt!« – »Du verstehst es einfach nicht«, sagt er. Wir fahren schweigend weiter, zu unserer schönen Unterkunft, die ebenfalls einen Pool im Garten hat. Wir lassen unser Gepäck in der Wohnung, gehen zum Pool. Auf dem Weg hatten wir in einem Weingut eine Flasche Wein gekauft.

Nun setzen wir uns mit zwei Gläsern Rotwein an den Pool, lassen unsere Füße in das kalte Wasser gleiten. Diese Streite sind so kräftezehrend. Ich bin traurig, blicke in die Ferne, wo ich das Meer sehen kann. Um uns herum pustet der Wind kräftig in die Olivenbäume. Jeder Schrei, den ich jetzt ausstoße, würde vom Wind direkt weggetragen werden. Samad rückt an mich heran. Ich blicke nach unten, sehe, wie mein grüner Rock vom Poolwasser dunkle Wasserflecken bekommt. Samad legt seinen Arm um mich. Und plötzlich kommen die Tränen. Bei ihm und dann bei mir. »Ich möchte jeden einzelnen Moment mit dir genießen«, sagt er und drückt mich fest. »Aber es ist so schwierig, das alles. Ich will dich einfach nicht verlieren.« Ich weine plötzlich laut, lasse alles raus, die ganze Anspannung der vergangenen Tage, so wie Samad auch gerade. »Ich will auch jeden Moment mit dir genießen, jeden einzelnen«, sage ich. »Wir kriegen das schon irgendwie hin, wir sollten uns nicht streiten, sondern das genießen, was da ist.« – »Ja«, sagt Samad. »Das sollten wir tun.« Wir umarmen uns noch eine Weile und weinen, bis wir uns irgendwann zaghaft anlächeln.

# 11.
# Allein sein

Karo.
SORTIEREN

Der Sommer 2022 ist zäh. Mal wieder, aber dieses Mal irgendwie anders. Existenzieller. Es gibt Zeiten, in denen es besser ist, bestimmte Dinge für sich selbst zu klären. Dieser Sommer hat einige Themen zu bieten, die ich mit mir alleine ausmachen will. Seit Ewigkeiten habe ich ein begonnenes Word-Dokument in irgendeinem Ordner auf meinem Laptop liegen. Nun klicke ich es an: Patientenverfügung. Herrje, was bedeutet das denn alles? Ich beschließe, mit Dr. Annen einen Termin auszumachen, in dem wir alles gemeinsam durchgehen. Sie stimmt sofort zu und nimmt sich in der darauffolgenden Woche viel Zeit für mich.

Seit der schlechten CT-Nachricht im Mai sind nicht mal zwei Wochen vergangen, und nun stehe ich erneut in ihrem Sprechzimmer. Noch immer tragen wir Masken, doch ich sehe in ihren Augen, dass sie ein liebevolles Lächeln auf ihren Lippen hat. Ich fühle mich bereit zu diesem Schritt. »Setzen Sie sich gern neben mich, dann schauen wir zusammen auf meinen Bildschirm«, sagt Dr. Annen, und ich rücke meinen Stuhl zu ihrer linken Seite. Sie öffnet das Dokument, das ich ihr geschickt habe. Gemeinsam gehen wir Punkt für Punkt durch. Sollen lebenserhaltende Maßnahmen ergriffen werden? Soll ich intensivmedizinisch betreut werden, wenn es kritisch um mich steht? Und: Möchte ich zu Hause sterben? Es ist hart, sich auf diese Weise mit dem Ende des eigenen Lebens zu konfrontieren. Niemand möchte sich damit auseinandersetzen, aber vielleicht ist es zumindest einfacher, so etwas auszufüllen, wenn man noch einiges an Lebenszeit vor sich hat. Wenn man das alles aus konkretem Anlass ausfüllt, schleicht sich das Selbstmitleid böse kichernd an – als leises Zittern, als Kloß im Hals, als kurzer Schwindel, als unterdrückte Tränen. Dr. Annen hilft mir ungemein. Wir gehen respektvoll miteinander um und lachen zwischendurch sogar hin und wieder, weil Word uns mit automatischen Formatierungen wahnsinnig macht. Als ein Patient an der Tür klopft, sagt sie laut: »Noch nicht«, und guckt mich verschmitzt an. Ich habe prompt ein schlechtes Gewissen, ob wir zu viel Zeit brauchen, da sagt sie: »Für bestimmte Dinge benötigt man einfach mehr Zeit, und dann müssen die anderen auch mal warten.«

Ich liebe Dr. Annen dafür, dass sie auf so vielen Ebenen an meiner Seite ist. Mit ihr habe ich über alle möglichen und unmöglichen Therapieansätze gesprochen, sie hat sich Zeit genommen, mir jedes Medikament genau erklärt, mich bis zum Schluss nicht aufgegeben. Und selbst jetzt, da es keine Hoffnung mehr gibt, bleibt sie an meiner Seite, geduldig, lächelnd.

Zu Hause sterben. Darüber hatte ich mir noch nie Gedanken gemacht. Dr. Annen schaut mich an: »Wissen Sie, man kann sich das nur schwer vorstellen. Natürlich haben einige Menschen die Idee, zu Hause im Kreis der Liebsten sterben zu wollen. Doch viele unterschätzen, welche Herausforderungen darin stecken, auch für die Angehörigen. Es ist nicht leicht, einen Menschen beim Sterben zu begleiten. Selbst wenn ein Pflegedienst kommt, ist es eine enorme Arbeit für die Angehörigen. Wenn diese Arbeit zu viel wird, bleibt oft nicht viel Kapazität für eine … na ja … für eine emotionale Bindung. Verstehen Sie, was ich meine?« Ich nicke, denn ich habe Samad vor Augen, der sich um seine bettlägerige Freundin kümmern muss; und ich habe mich selbst vor Augen, die wie üblich wahrscheinlich eher vor schlechtem Gewissen das in der Ferne stehende leere Glas anstarrt, als nochmals nach etwas Wasser zu fragen. Nachdem Samad wahrscheinlich eh schon so viel für mich tut. Es stimmt schon, ich habe eigentlich ein romantisiertes Bild vom Sterben zu Hause in meinem Kopf, mit vielen Umarmungen, Zweisamkeit. Die Realität wäre vermutlich anstrengender, ekliger und nicht so ruhig, wie es einem »Der englische Patient« suggeriert. Dr. Annen fährt fort: »Machen Sie sich gern in Ruhe Gedanken darüber, ob nicht auch ein Hospiz für Sie infrage käme. Die meisten schrecken davor zurück, doch es gibt wirklich gute Orte, die zu einem passen können.« Ich bin ihr so dankbar für die Zeit, die sie sich nimmt, um mir jeden Punkt der Patientenverfügung genau zu erklären. Als ich rausgehe, fühle ich mich gefestigter als vorher. Ich muss früher sterben als andere, ja. Aber ich nehme das in die Hand, so gut ich kann. Ich möchte selbstbestimmt sterben. Mein Tod, meine Regeln. Und so kündige ich in den nächsten Tagen zwei Hospizhäusern meinen Besuch an.

Karo.

# DAS BAUCHGEFÜHL

Wo will ich beerdigt werden? Wie soll meine Trauerfeier ablaufen? Intuitiv recherchiere ich das Wort »Friedwald«. Da ist es wieder: mein Bauchgefühl, das in Krisenzeiten absolut verlässlich funktioniert. Vielleicht taugt das Bauchgefühl in alltäglichen Situationen nur deshalb nicht, weil es sich durch Luxusprobleme nicht herausgefordert fühlt? »In Berlin-Kreuzberg leben oder auf dem Land?« Solche banalen Fragen alarmieren das Bauchgefühl wahrscheinlich nicht, denn beides ist eigentlich total okay. Uns Mittdreißiger stürzen diese Fragestellungen in scheinbar existenzielle Krisen. Wie sollen wir alle bloß wissen, was die richtige Entscheidung ist? Der Bauch lächelt da vielleicht nur müde in sich hinein, da er sicher ist: Es gibt eigentlich kein Richtig oder Falsch. Es geht nicht um so viel, es sind nur unterschiedliche Ideen, du kannst dich für Spiel A oder für Spiel B entscheiden.

Sobald es plötzlich aber richtig ernst wird, etwa, wenn der Tod sehr nahe an einem vorbeirauscht, dann spitzt das Bauchgefühl – das ich mir als kleines Figürchen vorstelle – wiederum blitzschnell die Öhrchen. Und guckt empört. »Hallo?! Natürlich wollen wir keinen Grabstein! Das passt überhaupt nicht zu uns. Das sanfte Wiegen der Bäume, die Abgeschiedenheit eines Waldes, die Gerüche. Und das Gefühl, am Fuße eines Baumes zurückgeführt zu werden in den Kreislauf der Natur. Das wollen wir!« Ich spüre förmlich, wie mein Bauchgefühl-Wesen sich vor Stolz verbeugt und meinen Applaus einfordert.

Der Gedanke an den Friedwald setzt sich fest. Ich erwische einen Flyer und lächle. Darauf prangt ein niedliches Eichhörnchen und bestärkt mich in meiner Idee, hier die Zeit nach meinem Tod verbringen zu wollen. Ich liebe Eichhörnchen und denke schon länger darüber nach, dass jemand dringend ein deutsches Wort erfinden sollte für die sofort einsetzende gute Laune, sobald man sie beobachtet. Sie hüpfen so niedlich herum, so agil und putzig, und an schlechten Chemo-Tagen waren sie im Park zu meinen kleinen Therapie-Hörnchen geworden. Therapie-Hörnchen im Friedwald – lebenslang und darüber hinaus, klingt nach einem guten Deal.

Ohne zu zögern, informiere ich mich über das Konzept und visiere Bernau an. Klar, ich könnte nach meinem Tod auch zurück zu meiner Familie – ein gemeinsames Grab für mich und meine Eltern, die glücklicherweise noch leben und bisher auch keine Anzeichen für die baldige gemeinsame Nutzung eines zu definierenden Familiengrabs signalisieren, puh. Doch mein Herz gehört inzwischen nach Berlin. Der Ort, an dem sich die Eltern meines Vaters im Zweiten Weltkrieg kennengelernt haben, 1943, an der Gedächtniskirche. Meine Oma hat eine Zeitlang in der Windscheidstraße gewohnt, ganz im Westen in Charlottenburg, gar nicht weit weg vom Schloss. Und nicht nur das. Als Samad und ich uns den Garten in Oranienburg kaufen, erfahre ich von meiner Mutter, dass ihre Vorfahren einst dort gelebt haben. Ende des 19. Jahrhunderts hat ein früherer Verwandter meines liebsten Opas gemeinsam mit dessen Bruder ein Stück Land am Lehnitzsee erschlossen, am Ufer das Ausflugsrestaurant »Zum Seelöwen« gegründet und die Bahnanbindung zwischen Berlin und Oranienburg/Lehnitz vorangetrieben. Damit die Großstädter Erholung auf dem Land finden konnten. Witzig, genauso nutzen wir es heute – die gestressten Berliner, die sich nichts sehnlicher wünschen als Ruhe, etwas Platz und frische Luft, fernab der Stadt. Sie waren gute Geschäftsleute, haben die Bedürfnisse der Menschen erkannt. Sogar eine Straße ist nach meiner mütterlichen Familie benannt: die Gebrüder-Grütter-Straße. Am Friedhof in Oranienburg, quasi einen Grabsteinwurf entfernt, thront bis heute das imposante Grabmal der Familie. An einem Sommertag besuchen Samad und ich den Friedhof, suchen die Ecken nach dem Namen »Grütter« ab. Als wir vor dem halb mit Efeu bewachsenen Mausoleum aus Backsteinen stehen, habe ich gemischte Gefühle. So viel haben sie erreicht, waren wohlhabende Leute, die für andere Gutes getan haben. Doch nach den Kindeskindern der beiden Brüder Carl und Gustav starb die Walsroder Linie meiner Familie aus, es gibt keine direkten Nachkommen der Brüder, keine Erben. Und die, die in der Gebrüder-Grütter-Straße wohnen, kennen wahrscheinlich nicht die Geschichte hinter dem Namen. Zugleich traurig und auch beruhigend, dass es am Ende doch irgendwie ähnlich ist mit denen, die gehen. Auf eine gewisse Art bleiben sie, doch Erinnerungen verblassen. Umso wichtiger ist das Hier und Jetzt, denke ich, als ich den Friedhof verlasse.

Dennoch finde ich die Idee immer passender, ausgerechnet in Bernau meine letzte Ruhe zu finden: ein Ort zwischen Berlin – einem Grundstein meiner Familie väterlicherseits –, Oranienburg – einer Wirkungsstätte meiner Familie mütterlicherseits –, und nicht zuletzt der Uckermark – an dem Ort, an dem ich mal alt werden wollte und es jetzt nicht kann. Eine Erinnerung an mich, die bleibt. Zumindest eine kleine Weile. Und ich, ich wäre dann nicht weit entfernt. Von all den Erinnerungen der Vergangenheit und letztlich auch von dem Traum, den andere für mich weiterleben: das wunderschöne Haus am See.

Sosehr es meine Familie also auch schmerzen könnte: Ich fühle sehr klar, dass ich in die Nähe von Berlin gehöre. Und: in diesen Wald.

Noch dazu finde ich einige Zeit später ein Bestattungsinstitut, das nicht so altbacken anmutet wie viele andere. Manche Menschen – ob sie nun mit dem Tod ein Businessmodell erstellt haben oder ob sie einfach nur so am Thema interessiert sind – haben ein Händchen dafür, im Tod vor allem das Leben zu sehen. Schwer zu beschreiben, was das überhaupt bedeuten soll. Aber tatsächlich gelingt es einigen Menschen, beim Thema Tod nicht die Angst in den Vordergrund zu stellen, sondern die Wertschätzung für das, was vorher war. Und eine Akzeptanz des Todes als weiteren Schritt in einem natürlichen Prozess.

Samad.

## DIE LETZTE REISE

Tatsächlich hat Karo viele Schritte in diesem Sommer mit sich alleine ausgemacht. Ich war noch nicht so weit, könnte man sagen. Wollte vielleicht auch nicht so weit sein. Wir waren zusammen im Friedwald, aber auch da habe ich die letzten Barrieren noch nicht abbauen können. Das Schutzschild gegen die Gewissheit, dass dies ein nötiger und auch guter Schritt ist. Ihren Berichten von den Hospizbesuchen habe ich zwar zugehört, aber ich konnte diese Tatsachen gar nicht an meine Nerven heranlassen. Die Emotionen haben einfach versucht, sich schlafend zu stellen. Es ging noch nicht. Alles musste sacken, bis ich diese Tür aufmachen konnte. Ich musste mir – endlich – eine Auszeit von der Arbeit nehmen. Überlastung ist offensichtlich, es schwarz auf weiß auf Papier zu sehen eigentlich nur eine logische Konsequenz. Die Auszeit hat, nach und nach, die mentalen und emotionalen Kapazitäten frei gemacht, um auch diese schweren Schritte mitzugehen.

Wir sitzen im Beratungszimmer eines Bestattungsunternehmens. Puh. Hält das höhere Bewusstsein hier stand? Die Beraterin ist sehr freundlich und gefühlvoll. Wir witzeln über ihren Bestattungs-Oldtimer, einen alten schwarzen Mercedes, der eine Diva ist. Karo hat den Termin gemacht und mich dann, recht spät, ins Boot geholt. Vielleicht hat auch sie gespürt, dass ich hier mittlerweile andocken konnte.

Mit viel Zeit, offen für alle Fragen, führt uns die Dame durch das Angebot. Ihre Tochter ist so alt wie Karo – als ihr das ganz am Ende des Termins auffällt, muss selbst sie für einen Moment stocken.

Im Todesfalle wird erst ein Arzt gerufen. Dann die Bestatter. Wir haben bis zu 36 Stunden Zeit, um uns zu verabschieden von der verstorbenen Person. Das Unternehmen organisiert die nächsten Etappen und begleitet auch die Trauerfeier. Karo hat sich einen Friedwald in Bernau ausgesucht. Dort sind wir in zwei Wochen zum zweiten Mal. Am Vormittag, um einen schönen Baum zu finden.

Der Raum dieser Besprechung ist irgendwie freundlich, wenn auch in klassischen Farben gehalten. Er tut nicht so, als wäre es nicht ernst, aber er gibt Luft, um über alles zu sprechen, was dann wichtig wird. Kosten, Abmeldungen von Rente und Versicherung. Eine Rede und wie sich Freunde und Verwandte beteiligen können.

Erinnerungsfotos vielleicht aus verschiedenen Etappen, die zwischen den Bäumen aufgehängt werden könnten.

Schafft man es im Kopf, dies alles wie eine Reise zu planen? Etwas, was dazugehört, was du einfach kommen lassen kannst. Gut, es zu planen, durchzusprechen, Entscheidungen zu treffen. Kannst du hier sogar Humor und Leichtigkeit reinbringen?

Das Bestattungsunternehmen ist lebensnäher als alles, was ich bisher mit diesem Thema assoziiert und erlebt habe. Und trotzdem kann niemand von uns die Tatsache von dem braunen Tisch vor uns wischen, wie absurd es ist. Dass es hier um Karo geht. Um die junge Frau neben mir. Die sich heute schick gemacht hat mit ihren grünen Ohrringen. Nicht um eine alte Dame, die 88 werden durfte.

Karo hat ihre Liste und will alles klären, einfach, um es aus dem Kopf zu haben und sich auf das Schöne besinnen zu können. Es tut gut, es zu tun und mit dabei zu sein. Aber unendlich schwer ist es trotzdem. So weit ist das Bewusstsein nicht. Und es wäre vielleicht auch absurd.

Die Urne kann aus Kohle sein, die verbindet sich schneller mit der Erde. Es kann Livemusik geben, vielleicht Lea mit ihrem Cello. Drei Lieblingslieder werden eingespielt. Die hat Karo schon ausgesucht.

## Karo.
## SICH AUCH MAL ABSCHOTTEN

Der Sommer 2022 ist weiterhin zäh. Von vielen Seiten bekomme ich Urlaubsbilder geschickt. Vom Pool in Spanien, von der spektakulären Aussicht aus dem

Wohnwagen in Norwegen ... Obwohl ich mich für all jene freue, die eine unbeschwerte Zeit in der Sonne, in der Fremde erleben: Ich kann nicht die Empathie aufbringen, die ich sonst so gut von mir kenne. Ich bin innerlich leer. In Berlin haben wir 32 Grad, doch ich beschäftige mich mit so vielen Facetten des Todes, dass mir keine gedanklichen Kapazitäten mehr bleiben für pure Freude. Für Unbeschwertheit. Eigentlich doch verrückt, schließlich werden wir alle irgendwann unseren letzten Atemzug tun. Doch wenn das letzte Stündlein so nah kommt, funktioniert das Ignorieren nicht mehr.

Samad.
BLEIERNE GLOCKE

Nach dem fatalen Termin bei Dr. Annen im Mai geht es für Karo zur Reha. Warum nicht, hatte Dr. Annen gesagt. Alle wirken ratlos. Eine Reha passend zur Ratlosigkeit. Die Klinik liegt irgendwo in Niedersachsen. Ich fahre an einem Wochenende zu Besuch. Das Navi hatte mich über eine Route ohne Autobahn manövriert. Landstraße ohne Ende. Der Sommer zieht an mir vorbei. Aber ich bin irgendwie dumpf. Als würde selbst die schönste Jahreszeit keinen Sinn mehr ergeben.

Zum Abschluss der Strecke kommt noch ein alter Feldweg, gepflastert mit Betonplatten. Das Auto rattert durch das Nichts. Sinnbild meines Seelenzustandes. Karo sitzt dort in einem Haufen alter und eher übergewichtiger Menschen. Die sich gerne noch beschweren, wie schlecht das Frühstück sei oder auch das Abendessen. Oder alles. Die meisten haben eine Hüft- oder

Knieoperation hinter sich. Einige onkologische Fälle gibt es auch, aber wenige.

Während sich die Alten und Dicken beschweren, schnitzt Karo einen Speckstein. Geduldig, aber traurig. Das ist deutlich zu spüren. Die Hoffnung ist weg. Als würde ich sie auf dem Zauberberg besuchen, so fühlt es sich an.

Wir spazieren lange durch den Ort, Karo zeigt mir die Enten am Teich und das beste Café im Ort – gute Blechkuchen und auch hier ein sehr hoher Altersdurchschnitt. Im Anschluss verlaufen wir uns auf Feldwegen und kommen in einen starken Sommerregen. Wie soll es weitergehen? Keiner von uns kann das wirklich beantworten. Wir laufen einfach weiter und werden immer nasser.

Wie geht es de facto weiter mit diesem Sommer? Ich kann es gar nicht mehr genau sagen. Sicher sind wir im Garten. Der hat natürlich voll aufgedreht. Die Rosen explodieren. Um uns herum fröhliche Kinder, viel Lärm vom Schlossgarten. Wir gehen paddeln mit Lara auf der Havel. Durch den Lehnitzsee – mit Gedanken an Karos Vorfahren. Hier irgendwo muss ihr Ausflugslokal »Zum Seelöwen« gestanden haben. Im Internet sind noch Ansichtskarten zu finden.

Nach dem Garten sind wir in Boltenhagen. Hochsommer, Strandkorb. Ich habe mir ein mobiles Office eingerichtet. Aber die Erinnerungen an den Sommer bleiben wolkig, wie von einem Dunst umgeben. Wie in Watte gehüllt. Die Seele braucht länger, um die Hoffnung gehen zu lassen, als der Verstand.

An einem Freitag im August kommen Karos Eltern zu Besuch. Wir wollen es besonders schön haben. Das Wetter ist ausgezeichnet. Auf zum Barbecue mit Livemusik. Danach zum Weinfest im Zentrum, ganz dicht an der

Seebrücke. Auf dem Torbogen aus Holz steht das Wort Boltenhagen in großen Lettern. Ein österreichischer Rosé hat es uns angetan. Auch hier Livemusik, eine fetzige Dame mit Saxofonbegleitung. Es kommen noch alte Bekannte dazu. Die Stände schließen, wir sind voll bis oben hin mit Rosé. Niemand von uns schläft ruhig in dieser Nacht.

Der Kater ist böse am nächsten Tag. Als Karos Eltern abgereist sind, gehe ich runter zur Strandpromenade. Die wurde gerade erst neu gestaltet, ganz aus Holz. Blicke über den Strand. Eine wunderschöne Aussicht. Hinten die Felsküste, steil hinabfallend. Die Menschen wuseln glücklich im Sand und im Wasser, heile Urlaubswelt. Eine unsichtbare Wand liegt zwischen mir und diesem Szenario. Ich höre die Stimmen der spielenden Kinder nur aus einiger Entfernung. Mit Karo spaziere ich die Felsküste entlang, blicke von oben ins Meer. Die Wellen umspielen unten die Steinbrocken. Ich muss schnell ein paar Schritte zurücktreten. Wir radeln in den nahe gelegenen Wald, besuchen ein Café an einem Biohof mit selbst gemachten Würsten und Kartoffelsalat. Aber nichts kommt an gegen diese bleierne Glocke, die sich um meinen Kopf gelegt hat. Kein Sommertag, keine Leckerei.

Karo.
## WIE DIE BÄUME

Irgendwann habe ich meine Dokumente beisammen. Stück für Stück habe ich sie gesammelt. In zwei Hospizhäusern war ich, alleine. Habe mich, so kerngesund, wie ich zu der Zeit wirke, vorgestellt. »Sie fragen bestimmt für einen Angehörigen nach, oder?« – »Nein, für mich.« Kurze Stille. In einem der Hospize sitzen wir im kleinen Garten, neben hohen Tannen. Die Frau, die für die stationären Patienten zuständig ist, hört mir zu, während ich meine Geschichte erzähle. Sie nimmt meine Daten auf, hin und wieder versuchen wir, mit den Händen Wespen von unseren Apfelschorlen fernzuhalten. Dieser Ort ist so schön, wir haben Sommer, hören die Vögelchen zwitschern, und neben uns im gelben Backsteinhaus liegen rund zehn Menschen, die zeitnah sterben werden. Alles ist so, wie es auch im Wald zugeht: Leben und Tod, sie finden ständig nebeneinander statt. Wir wollen nur das Leben sehen, doch blicken wir in einen Wald, so sehen wir, dass Bäume sterben müssen, um Platz zu machen für die neuen. Sicher trauern Bäume nicht wie wir Menschen, sondern akzeptieren den natürlichen und zugleich notwendigen Prozess. Etwas, das sein muss. Wie bei uns.

Die Hospizmitarbeiterin guckt mich an. »Mich berührt Ihre Geschichte sehr, und wir beide sind ja sogar im selben Alter. Das kann man sich kaum vorstellen.« Zum Abschied lächelt sie mich an und fragt, ob sie mich kurz drücken darf. Ich fühle mich wohl bei ihr und wünsche mir selbst Glück, dass ich auf ihrer Anmeldeliste irgendwann ein passendes Plätzchen finde. Klingt etwas makaber, denn ich kann ja nur dann ins Hospiz gehen, wenn gerade jemand dort gestorben ist. Darum verabschieden wir uns mit den Worten: »Wir bleiben in Kontakt.«

Als ich Lea von dieser wunderbaren Frau erzähle, rutscht mir ein Satz heraus: »Lea, du musst Frau Sommer unbedingt kennenlernen, sie ist wirklich ein Engel!« Dann fällt mir ein, dass diese Bezeichnung im Kontext eines Hospizhauses wirklich seltsam klingt, und wir beide lachen laut los. Kurz zuvor hatte Lea mir noch versichert, ich könne sie wirklich jederzeit anrufen und alles, alles mit ihr besprechen, auch nachts, und das meine sie wirklich »todernst«. Auch sie hat danach eine Pause gemacht und leise gesagt: »Oh, das meine ich so natürlich nicht. Also, richtig ernst, ich meine das richtig ernst, Karo!« Auch da waren wir beide erst kurz erschrocken, mussten dann aber direkt lachen. Nach meinem weiteren Hospiz-Versprecher ermahnen wir uns, künftig besser auf unsere Wortwahl aufzupassen, so schnell rutscht einem so was heraus. Aber irgendwie ist es auch goldrichtig, Menschen zu haben, mit denen man über so etwas aufrichtig lachen kann.

Mit Lea spreche ich auch über mögliche Lieder, die wir uns für unsere Trauerfeiern vorstellen könnten. Ich hatte mir meine irgendwann ausgesucht, aber manchmal schießen einem absurde Ideen durch den Kopf. Mit einer anderen Freundin sammle ich Tracks, die alle absolut überraschen würden, ein ehrlicher Hip-Hop-Song etwa. Oder auch, und da lachen wir beide, als wir an den Text denken: »Nein, Mann, ich will noch nicht gehen, ich will noch 'n bisschen tanzen« – dieser fürchterlich festsitzende Ohrwurm von Laserkraft 3D aus dem Jahr 2010.

Karo.

## KEIN MEDIZINWUNDER MEHR

Am 17. August 2022 steht ein CT an. Zwei Tage später betrete ich das Sprechzimmer von Dr. Schmidt. Dr. Annen hat heute keine Sprechstunde, doch ich bin so ungeduldig, dass ich es in Kauf nehme, zu dem Arzt zu gehen, der eigentlich nicht in der Lage ist, sensibel mit Patienten zu interagieren. Zumindest mit mir nicht. An anderer Stelle hat er sicherlich einige Fans, doch heute wird der Tag sein, an dem er es sich mit mir verspielt.

Mit seiner leicht rotzigen Art hatte ich ja schon gerechnet. Doch heute übertrifft es bisherige Erfahrungen. Wie schon einmal überbringt er mir schlechte Nachrichten, denn wie zu erwarten schlägt auch diese Chemo, ich habe aufgehört zu zählen, nicht an. »Oh«, sage ich. »Und was haben wir jetzt noch für Optionen?« Dr. Schmidt bietet mir eine Chemo an, die ich bereits aus früheren Tagen kenne. »Re-Challenging« nennt sich dieses Konzept, bei dem man darauf hofft, dass eine frühere Therapie mit einigem zeitlichen Abstand erneut anschlagen könnte. »Manchmal können wir den Krebs damit überraschen, vielleicht bringt es aber auch nichts«, sagt Dr. Schmidt trocken. Im Sprechzimmer sitze ich ihm gegenüber, erstaunt über seine Unfähigkeit, mir in die Augen zu schauen. Immer wieder scrollt er mit seiner Maus hoch und runter, blickt auf den Bildschirm, nach unten, kurz zu mir und wieder auf seinen Zettel schräg rechts neben seiner Tastatur. »Wir machen es wie beim letzten Mal, mit dem Antikörper Panitumumab«, sagt er. »Aha«, erwidere ich. »Wie ist es denn, es gibt ja noch einen anderen Antikörper mit ähnlicher Wirkweise, was ist denn der Unterschied?« – »Ja stimmt, Sie haben recht, den könnten wir eigentlich auch nehmen, warum eigentlich nicht?« Auf der Tastatur löscht er seine Eingabe, trägt stattdessen »Cetuximab« ein. »Äh, aber, Moment, Sie hatten doch eben den anderen vorgeschlagen, bestimmt aus einem Grund?« – »Ach, das ist eigentlich egal, warum nicht mal was Neues ausprobieren«, sagt er fast ein wenig gleichgültig. Die Aussage verwundert mich, denn ich wollte wirklich nur wissen, was der Unterschied ist, und ganz klar hat er mir diese Frage nicht beantwortet. Ich erinnere mich an das Ergebnis einer Analyse, die vor einiger Zeit an meinem entnommenen Tumorgewebe durchgeführt wurde. »Wurde nicht als Ergebnis der Untersuchung ein Medikament vorgeschlagen, das gerade Teil einer Studie ist?«, frage ich ihn. Er guckt mich fragend an, weiß offensichtlich nicht, wovon ich spreche. Kurz darauf scrollt er auf seinem Bildschirm etwas hin und her, als er schließlich seufzt und sagt: »Es gibt gerade so viele Studien da draußen, da kann wirklich niemand so genau sagen, ob das etwas bringt. Sie können sich gern über die Studie informieren und in der kommenden Woche, wenn Sie zur Therapie kommen, Bescheid geben, ob Sie an der Studie teilnehmen wollen.« Unfassbar. Woher soll ich denn an solche Infos kommen? Innerlich schnaube ich vor Wut. Wissend, dass ich Dr. Annen und meine Dr. Lea in der Hinterhand habe, die mir dabei helfen können, gehe ich dennoch direkt zum nächsten Thema über, da es sicher keinen Sinn macht, mit Dr. Schmidt über die besagte Studie zu diskutieren. »Wie sieht es denn gerade in meiner Leber und der Lunge aus?«, frage ich ihn. Erneut scrollt er durch seine Dokumente. Er dreht den Bildschirm ein wenig in meine Richtung, zeigt mir im extremen Schnelldurchlauf meine Leber und sagt: »So sieht es da aus.« Ich atme tief durch und kann einfach nicht glauben, wie er mit mir spricht. Keine Erklärung, keine Einordnung, nichts. Als ich aufstehe, um zu gehen, drehe ich mich noch einmal um: »Ach, was ich vergessen habe: Aus meiner Gebärmutter müsste ein Polyp entfernt werden. Kann ich diese OP einfach machen lassen oder soll ich etwas beachten?« – »Jaja, machen Sie das gerne.« Er schiebt mich regelrecht zur Tür, ich drücke den Griff herunter. »Aber sollte ich nicht zumindest warten, bis meine Blutwerte okay sind?« Er geht einen Schritt nach vorne, ich weiche aus, indem ich die Tür aufmache und aus dem Zimmer gehe. »Ja stimmt, Sie schauen dann einfach, wie es mit den Blutwerten passt, genau. Der Nächste, bitte!«

Wow. Das war noch mieser als erwartet. Als hätte er mich plötzlich abgeschrieben. »Nix mehr zu holen.« »Kein Medizinwunder mehr.« »Hoffnungslos.« Ich versuche, diese Gedanken wegzuschieben, und beschließe, Dr. Schmidt nicht wieder unter die Augen zu treten.

Erst Tage später, als ich erneut zur alten Therapie in die Klinik komme, lasse ich mir den Befundbericht der Radiologen zu meinem CT ausdrucken. Wie üblich mache ich es mir auf meinem Sessel bequem, warte auf meine Medikamente. Währenddessen krame ich die beiden DIN-A4-Seiten hervor und beginne zu lesen. Fast punktgenau zwei Jahre nach meiner Diagnose erfahre ich plötzlich die bittere Wahrheit, schwarz auf weiß: Der Krebs wächst deutlich schneller als gedacht. Viel schneller. »Scheiße, Karo, der wird jetzt richtig frech, das ist nicht gut«, wird meine Freundin Lea mir noch am selben Abend weinend am Telefon sagen, als ich ihr die Ergebnisse mitteile. Seit wir uns kennen, hat sie noch nie geweint. Dr. Schmidt hatte es im Gespräch nicht gewagt, mir diese Nachricht mitzuteilen. Weil er mir das nicht sagen konnte, ist er meinem Blick ausgewichen.

Während die Infusionen meiner neuen Therapie gerade durch meinen Port in meinen Körper fließen, kommt meine Ärztin Dr. Annen langsam auf mich zu. Ganz ruhig schiebt sie einen kleinen Hocker an mich heran, setzt sich und sortiert ihre Unterlagen, die sie in den Händen hält, auf der Fensterbank neben ihr. Meine Augen wandern zu den beiden DIN-A4-Zetteln, die auf meinem Schoß liegen. »Ich habe gerade den Befund gelesen«, sage ich und versuche, mit einem großen Atemzug meine Tränen wegzudrücken. Innerhalb weniger Sekunden schafft Dr. Annen das, was Dr. Schmidt wenige Tage zuvor in 20 Minuten nicht geschafft hat. Sie blickt mir in die Augen. Und sagt: »Es tut mir so leid.«

»Können Sie ... ich meine, ich weiß, das ist natürlich total schwierig ...«, stammele ich, während ich weiterhin versuche, mein Weinen zu unterdrücken. »Kann man denn daraus grob einen Zeitraum ableiten? Also, wie viel Zeit mir noch bleibt?« Dr. Annen wirkt unruhig, atmet tief durch. »Haben Sie denn etwas Bestimmtes im Kopf, warum Sie das wissen möchten?«, fragt sie leise. »Na ja, unser Hausprojekt soll 2024 fertig werden«, sage ich, ohne weitere Details zu nennen. Daraufhin muss auch sie bewusst einatmen, sie guckt zu Boden, kann keinen Satz formulieren. Stattdessen schüttelt sie den gesenkten Kopf. Puh. Das klingt eher nach einem Jahr statt nach drei Jahren, die mir bleiben. Meine Tränen kommen einfach, ich kann nichts dagegen tun, sie sammeln sich unter meiner FFP2-Maske, laufen an meinen Wangen herunter. Wir vereinbaren, dass sie sich mit meiner Freundin Lea zusammenschließt und beide noch mal nach Studien schauen und auch die Studie ins Visier nehmen, die ich vor Dr. Schmidt erwähnt habe. Die Strohhalme zum Überleben, sie werden immer kleiner und dünner, aber solange noch welche da sind, kann ich mich an ihnen festhalten und aufrichten. Als ich abends mit Lea telefoniere, sprechen wir darüber, dass mir, wenn es ganz schlimm läuft, nur noch ein halbes Jahr bleiben könnte. Ich rechne nach und denke: »Scheiße, das geht nicht, ich kann doch nicht mitten im Winter sterben und nicht mal mehr den nächsten Frühling und Sommer miterleben? Das geht doch nicht!« Aber eine Wahl habe ich natürlich nicht. Nur die Hoffnung darauf, vielleicht das Glück zu haben, noch den Sommer 2023 erleben zu dürfen. Das wäre fein, denke ich. Mein letzter Wunsch. Mehr Zeit.

Karo.
## WAS VON UNS BLEIBT

Die letzte Station auf meinem »Kümmere dich selbstbestimmt um deinen Tod und alles, was unmittelbar davor liegt«-Plan ist in diesem Sommer die Palliativpflege. Ich rufe eine besonders geschulte Pflegerin an, die im September zu mir nach Hause kommt und sich ebenfalls meine Geschichte anhört. Auch sie kann nicht glauben, dass der Arztbrief, den sie in den Händen hält, zu mir gehört, da ich nicht so aussehe, als hätte ich Krebs im Endstadium. »Hoffentlich hören wir uns nicht so bald wieder«, so verabschieden wir uns, nachdem wir geklärt haben, dass ich mich dann bei ihr melde, wenn es mir plötzlich sehr schlecht gehen wird. Denn dieser Zeitpunkt wird kommen. Wir können nur noch nicht sagen, wann.

Kurz nachdem ich meinen Ordner mit all meinen gesammelten ausgedruckten Informationen in unser kleines Kämmerlein gestellt habe, kommen meine Schwestern zu Besuch. Es ist furchtbar und zugleich befreiend, gemeinsam mit ihnen in den Friedwald zu fahren, den ich mir ausgesucht habe. Mit Claras rotem

Mercedes-Bus fahren wir nach Bernau, steigen auf dem kleinen Parkplatz auf einer Waldlichtung aus und atmen die feuchte Luft ein. Die Ruhe an diesem Ort empfinde ich als magisch. Ganz langsam gehen wir den Weg entlang, der zu den ersten Bäumen und Erklärtafeln führt. Immer wieder halten wir inne, umarmen uns, wollen nah beieinander sein. Nur wenige Tage später plane ich dasselbe tragische Spiel mit meinen Eltern. Der Wald wirkt riesig, an beiden Tagen kommt irgendwann die Sonne hervor und sorgt für wunderschöne Schattenspiele auf dem von Laub bedeckten Boden. Vereinzelt fallen Blätter herunter, die meisten halten sich aber noch wacker, leuchtend grün und saftig, an den vielen Zweigen. Es ist still, nur manchmal hört man ein paar Vögel zwitschern. Ein wahrhaftiger Ort der Ruhe. Meine Schwestern, meine Eltern, wir suchen uns die schönsten Bäume aus – die mit gelben oder blauen Bändern, die noch frei sind. Immer wieder liegen wir uns in den Armen, teilen Tränen miteinander in dieser Stille.

Ich schlucke den Gedanken herunter, so ein seltsamer Zwischenfall zu sein: Wäre ich ein Kind, dann würde man mich wohl in einem Familiengrab beerdigen. Wäre ich alt, wie glücklicherweise viele, die erst dann sterben dürfen, würde ich vielleicht mein eigenes Familiengrab begründen oder mich zu meinem Partner begeben, falls der bereits vor mir gegangen sein sollte. Selbst ein Freunde-Grab könnte ich mir vorstellen. Doch wen in meinem Umfeld könnte ich jetzt, in unserem Alter, überzeugen, sich einen Platz am Baum zu reservieren? Und was ist mit Samad? Auch er wird sicher keinen Platz reservieren, den wir uns irgendwann mal teilen werden. Denn er ist einfach noch so jung. Wer weiß, was in seinem Leben noch auf ihn wartet. Eine neue Partnerschaft, vielleicht mehr Kinder, die eine neue Freundin in sein Leben bringt? Diese Gedanken auszusprechen, traue ich mich nicht, denn es fühlt sich fast so an, als würde ich damit etwas besiegeln. Aber ja, am Ende wird es dann vielleicht doch ein Plätzchen an einem schönen Baum, den ich mir mit weiteren Menschen teile, die ich nie gekannt habe. Ein seltsamer Gedanke, daran muss ich mich noch gewöhnen. Vielleicht besser als ein ganzer, teurer Baum ganz für sich allein? Oder ist das alles womöglich eh total egal, da wir ja dann tot sind und gar nichts davon mitbekommen? Was bleibt von einem Leben? Ein Grabstein, ja, der sieht pompös aus. Doch für mich tut es auch eine kleine Plakette am Baum. Denn das, was bleibt, liegt sicher noch viel mehr bei jedem Menschen, der noch auf der Erde weilt, im Herzen. Geteilte Erinnerungen, die weiterleben.

Samad.

## DER BAUM

Es ist ein sonniger Tag Anfang April. Der Termin mit dem Förster im Bernauer Friedwald soll um 10.30 Uhr beginnen. Wie immer sind wir etwas zu spät. Baustelle am Weißensee. Na ja, nicht die Laune verderben lassen. Es ist ja kein Friedhof, es ist ein Friedwald. Klingt etwas freier, da wird das akademische Viertel schon okay sein.

Wir waren im vergangenen Sommer schon dort. An einem heißen Tag im August. Zu einer Gruppenführung. Viele Menschen, von denen einige wahrscheinlich bald sterben werden. Ich konnte mich nur so halb einlassen, eigentlich passte der Termin gar nicht. Wir bekamen später Besuch zum Grillen im Garten. Irgendwie zu weit auseinander, die beiden Events. Vom Charakter her.

Heute ist es anders. Vielleicht auch nur ich. Geistig angekommen in der Realität. Bei der Tatsache, dass es Zeit für diesen Schritt ist. Dort, wo Karo schon letzten Sommer war. Und ich es einfach noch nicht konnte.

Der Förster erwartet uns, wirkt auf Anhieb nett. Er hat seinen Dackel Waldi dabei. Ein sympathisches Paar. Förster und Dackel sind beide klein gewachsen und haben ein freundliches Gemüt. Die Sonne scheint durch die noch kahlen Baumwipfel.

Wo soll es hingehen, was suchen wir? Einen geteilten Baum, einen eigenen Baum? Für wie viele Personen soll er sein? Wir stehen noch auf dem Parkplatz, andere Besucher steigen in ihr Auto zur Abfahrt.

Karo antwortet spontan: »Wohl nur für eine Person, ich weiß nicht ...« – »Nein, ein Baum für zwei«, sage ich, »ein eigener.« Unterbewusst hatte ich mich längst dazu entschieden. Dachte, es käme eine gute Gelegenheit für dieses Statement während des Spaziergangs. Hier auf dem Parkplatz wirkt es fast etwas, nun ja, unromantisch. Karo lächelt, der Förster auch. »Dann suchen wir einen Baum mit blauem Band.«

Los geht es, gleich rechts einen Weg hoch in den neueren Teil des Waldes. Erst letztes Jahr eingegliedert. Der Friedwald hat Konjunktur, viele Menschen wollen einen Platz an einer Buche. Der Förster hat einen typischen Hut auf, ist ganz in Grün gekleidet. Waldi ist nussbraun und freut sich tierisch über den Ausflug ins Laub. Alle wirken irgendwie gut gelaunt. Einen schönen Baum finden, eigentlich ein toller Plan.

Die Buchen sind wundervoll, ganz edel wachsen sie in Richtung Himmel. Stehen stabil und wiegen nur ganz sachte im Wind. Ich muss den Hals recken, um ihre Wipfel zu sehen. Alles liegt hell in Braun- und Grüntönen. Es riecht nach Erde und Frieden. Nach zwei Kurven kommen wir in einen Teil mit vielen blauen Bändern. Eine ganze Weile streunen wir umher, drehen ein paar Kreise. Fassen Bäume an, beäugen, betrachten. Fühlen uns rein.

Dann bleiben wir bei zwei Buchen, die dicht nebeneinander wachsen, stehen. Umgeben von Moos auf Baumstümpfen und altem Holz. Die eine der beiden ist stark bewachsen, liegt etwas mehr im Schatten. Die andere hat eine kleine Biegung unten am Stamm. Und schießt dann elegant nach oben, teilt sich in der Krone. Wir schauen sie uns eine Weile von einer Holzbank aus an. Die mit der Biegung passt zu uns. Ein toller Baum. Hier können wir bleiben ganz am Ende.

Irgendwie fühlt es sich leicht an. Und erleichternd. Hier werden wir am Ende bleiben. Ich hätte nicht gedacht, dass dies ein gutes Gefühl sein wird. Der Gedanke an die letzte Ruhestätte hat etwas von Schwere, das ist irgendwie mit dem Konzept verbunden. Aber hier mit dem freundlichen Förster und Waldi, mit Karo im Wald, zu wissen, dass es hier einerseits endet, aber andererseits weitergeht. Mit dem Kreislauf, dem Licht, den Blättern, dem Himmel, dem Wind. Mit Freude und Leid. Plötzlich fühlt es sich so an, als wäre es kein Ende.

Der Förster hat auch schon seinen Baum. Einen der teuersten. Aber er bekommt auch 50 Prozent Mitarbeiterrabatt. Erzählt er lachend. Seine Frau ist schon dort, er kommt nach. Und Waldi? Vielleicht bei Nacht und Nebel. Kleiner Scherz. Der Hund hat Laub im nussbraunen Fell.

Wir schlendern gemütlich zurück Richtung Parkplatz. Der Förster klappt einen Holzschreibtisch am Infostand auf, eigentlich nur eine kleine Unterlage. Die Vögel zwitschern. Darf er zwei Vertragspartner eintragen? Fragt er freundlich. Ja, so soll es sein. Es können noch mehr Plätze dazugebucht werden. Bis zu zehn an diesem Baum.

Die nächsten Kunden kommen. Die Gesichter sind ernst. Fast traurig. Logisch, denke ich. Hätte ich fast vergessen. Hoffentlich können der Förster und Waldi sie aufheitern. Alle Emotionen sind Kopfsache, scheinbar auch am Ort der letzten Ruhe. Aber auch der Kopf muss reisen können, um anzukommen.

Wir fahren durch die Sonne zum Garten. Von Bernau nach Oranienburg. Gleich neben dem Friedwald liegt der Liepnitzsee. Einer der beliebtesten des Umlandes. Mit türkisem Wasser. Im Sommer heiß begehrt. Ein schöner Gedanke, ihn gleich nebenan zu wissen. So können wir nachts auf einem Steg sitzen oder uns sogar auf der Insel in der Mitte treffen.

Auf dem Weg kaufen wir Obst und Gebäck. Heute wird Holz geliefert. Brennholz für die Feuerschale. Gerade heute. Ein junger Mann kommt mit Anhänger. Auch er ist in Grün gekleidet. Zwei Schüttraummeter Buche, Eiche und Kiefer lädt er ab. Schön trocken und gespalten.

Ein großer Haufen liegt vor unserem Gartentor. Im Sonnenschein lade ich die Scheite Stück für Stück auf die Schubkarre. Karo schichtet sie am Schuppen auf. Ich denke an den Wald, an die stolzen schönen Buchen. An unseren Baum. Und schaue auf das Holz, das bald in unserer Feuerschale brennen wird. Uns wärmen. Uns gute Laune machen und Atmosphäre. Und dann werden wir zu Erde und lassen den nächsten Baum wachsen.

In dieser Nacht ist Vollmond. Ein wunderschöner heller Mond, sternenklarer Himmel. Stille. Nur ganz weit entfernt das leise, konstante Summen der Autobahn. Auf der anderen Seite ab und zu die Andeutung eines Zuges. Ich schaue auf den Garten, diesen Schrebergarten direkt am Schloss. Schaue in den Himmel, den Mond und die Sterne, das Feuer in der Schale. Es ist ein Ort des Übergangs geworden, von einer Welt in die andere.

Im letzten Sommer hatte ich im Garten eine Art Vision. Es war spät am Abend, wir saßen mit Freunden am Feuer. Ich ging drinnen auf die Toilette. Als ich in der beleuchteten Hütte stand, war sie plötzlich in ein Gelb getaucht. Verwunderlich, weil das Licht hier eigentlich anders aussieht. Ich setzte mich einen Moment. Und ich war mir sicher, dass es nicht der gleiche Raum war. Oder doch, aber anders. Ich war in einem Übergang, einer Art Zwischenwelt. Aber es machte keine Angst, im Gegenteil. Es wirkte freundlich. Freundlicher als so mancher Ort in dieser Welt.

Das Gelb flackerte ein wenig, es war warm und schummerig. Instinktiv war ich mir sicher, dies ist ein Ort zwischen hier und dort. Ich ging wieder raus, die großen Bäume des Schlossgartens wiegten sich im Wind. Der kleine alte Pflaumenbaum strahlte Ruhe aus.

Es war eine lange Reise bis zu diesem Tag im Friedwald, bis zu unserem Baum.

Karo.

## WALDIS WEISHEIT

Noch immer sehe ich den kleinen Dackel Waldi vor mir herlaufen. Mit seiner stoischen Ruhe, dem wackelnden Dackelpo, irgendwie beruhigend, ihm zuzuschauen, wie er wahrscheinlich nur von einem Laubblatt zum nächsten denkt. Waldi versinkt sicher nicht ins Grübeln über das Gestern oder das Morgen. Er freut sich einfach über das Laub, das er immer wieder mit seiner kleinen Schnute durchwühlt, um hin und wieder kurz zu schnauben und sich zu schütteln. Vielleicht hat Waldi einfach raus, was es heißt, im Moment zu leben. Weiser kleiner Waldi.

Als wir vor dem Baum stehen, den wir schließlich auswählen, streiche ich mit meiner Hand über das weiche Moos, das den majestätischen Stamm wie ein kleines grünes Kissen ummantelt. Ich blicke auf Waldi, der zur Hälfte im Laub steckt, und dann nach oben in die Baumwipfel. Eine solche Ruhe habe ich seit Langem nicht gespürt. Einklang, Frieden. Dabei könnte man meinen, dies sei einfach nur ein Baum von vielen. Aber nein, diesen Baum nehme ich wahr, ich spüre ihn, ich fasse ihn an, während ich meine Augen schließe. Und tatsächlich bleibt mir dieses Bild auch später noch im Gedächtnis – wenn ich zum Meditieren die Augen schließe etwa und plötzlich, ohne es zu forcieren, dieser wunderschöne Baum vor mir auftaucht und ich wieder weiß, wie sich das Moos auf seinem Stamm anfühlt. Dass Samad sich dazu entschlossen hat, diesen Baum mit mir zu teilen, macht mich sprachlos. Die Symbolik ist so stark und schön. Als würde man sich gemeinsam jene Wurzeln suchen, die man lange nicht gefunden hat.

Endlich, nach Monaten der Vorsorge und unangenehmen Themen, fühle ich mich befreit. Denn ich habe den Eindruck, dass nun alles auf mich zukommen kann: mein Tod, denn dafür habe ich nach und nach alles geregelt; oder auch ein kleines Wunder, das mich länger leben lässt. Ich bin für alles bereit. Und nun soll es weitergehen, mit viel Genuss: das Leben, das mir bleibt. Jetzt erst recht.

# 12.
# Die Welt mit anderen Augen sehen

Samad.

## IN DIE VERGANGENHEIT REISEN

Zwei Jahre Pandemie, kombiniert mit einem Krebskampf-Marathon, wollten nicht enden. Eigentlich war der Plan, dass wir Anfang 2020 nach Mexiko reisen. Corona machte uns einen Strich durch die Rechnung wie so vielen. Das fühlte sich hart an. Aber das bittere Ende kam erst noch – mit der Diagnose und allem, was dann folgte. Ich habe nicht mehr daran geglaubt, dass wir tatsächlich noch in dieses Flugzeug nach Mexiko steigen werden.

Doch dann stand der Abflug vor der Tür, am 31. Dezember 2022. Mit der Lufthansa von Frankfurt. Die unzähligen Gates erinnern an die alte BRD. Könnte auch das Innere einer überdimensionierten Sparkasse sein. Direkt gegenüber von unserem Gate geht eine Maschine nach Teheran. Ich schau mir die Passagiere an. Gehe näher ran. Gerüche kommen mir bekannt vor, Kleidung, wie ich sie von früher kenne. Sie fliegen jetzt in ein Land, in dem junge Menschen gehängt werden, weil sie auf der Straße für mehr Freiheit demonstriert haben. Das Land, aus dem mein Vater kam. Aus dem er flüchtete, weil sie ihn in den Knast sperrten. Weil er für Gerechtigkeit auf der Straße war. 50 Jahre ist das her. 50 Jahre Knäste, Folter, Morde.

Auf der anderen Seite der Flieger nach Mexiko-Stadt. Ich erinnere mich an meinen ersten Flug vor fast 20 Jahren, im Sommer 2003 als junger Student. Vielleicht war Mexiko mein Ersatz dafür, nicht in den Iran reisen zu können. Söhne iranischer Väter werden dort zum Militär eingezogen – zumindest potenziell. Sie gehen nach Blutsrecht. Davor warnte mein Vater vehement. Nüchtern auch das Auswärtige Amt.

20 Jahre später bin ich grauer, dafür auch gefestigter. Mein ruheloses junges Studenten-Ich wollte alles, das ganze Leben und vor allem die Politik. Von den Lesekursen neomarxistischer Schriften an der Freien Universität direkt in die Institutionalisierte Revolution. Na ja, nicht mehr ganz. Im Jahr 2000 wurde der erste Präsident in Mexiko gewählt, der die jahrzehntealte verkrustete Verwaltung einer großen Revolution nicht weiter fortführen wollte. Er hieß Fox und war Coca-Cola-Manager.

2023 ist ein Linker an der Macht, drei Anläufe hat er gebraucht bis zur ersten Amtszeit. Wie Lula in Brasilien auch. Er spricht von der großen Transformation und macht Politik für das Volk, nicht für die Eliten.

20 Jahre später. Wer hätte gedacht, in welcher Situation, mich das Leben zurückführt nach Mexiko. Wir landen gegen 19 Uhr, sind mit der Zeit geflogen. 2003 war die Hauptstadt voll von grünen Fahrzeugen. Grüne alte VW Käfer, alles Taxis. Grüne Peseros, Microbusse mit großen, wummernden Boxen. Gemeinsam verstopften sie die Verkehrsadern. Wie eine grüne Masse zogen sie sich durch die großen Avenidas.

2023 sehen wir kaum noch Grün. Rote Metrobusse fahren auf eigens eingerichteten Spuren. Wir zahlen auch nicht mehr mit silbernen Pesos beim Fahrer, sondern mit der Karte am Drehkreuz.

Auch die Taxis am Flughafen sind jetzt gelb und gut organisiert. Wir buchen vorab am Schalter, dann warten wir in der Schlange auf unser Auto. Immerhin rast der Fahrer durch die großen Straßen, als gäbe es kein Morgen. Die vielen Warnschilder »Achtung, Blitzer!« sind wohl alle nur Pappkameraden.

Die Luft ist trotzdem noch verschmutzt. Drei Tage reichen, um rot-schwarzen Rotz im Taschentuch zu sehen. Coyoacán ist weiterhin die Perle. Malerische Kolonialbauten, idyllische kleine Parks und Cafés. Frida Kahlo und Diego Rivera im Museum, der Geist von Montezuma und das Haus von Hernán Cortés. Die großen Aztecas, die ganz klein anfingen und dann alles um sich herum unterwarfen. Und die Spanier, von denen sie unterworfen wurden. Wer war blutiger, wer kultivierter?

Aus ihrer Mischung ging das moderne Mexiko hervor. Mestizos in der Mehrheit. Befreit von der spanischen Krone, aber mit den indigenen Wurzeln haderten sie stets. Bis heute.

Am 31. Dezember ist es hier erstaunlich ruhig. Wir schlendern durch die Straßen, in den Restaurants und Bars gibt es heute nur Silvesterpakete, Essen und Trinken, so viel du willst. Zu viel für uns. Wir kaufen Bier und Chips am Oxxo. Dann noch große Wunderkerzen auf dem Platz.

Frohes neues Jahr!

## Karo.
## DIE TRAUMREISE

Als Samad und ich am 31. Dezember 2022 morgens um kurz nach acht in den Regionalzug zum Berliner Flughafen steigen, ist der Krebs weg. Zumindest in unseren Gedanken. Stumm scheinen wir uns einig darüber zu sein, dass unsere Reise nach Mexiko eine Auszeit von allem werden soll – auch von der Krankheit.

Endlich, am letzten Tag des Jahres, nach 15 ewig langen Stunden im Flugzeug quer über den Atlantik und einer Taxifahrt durch Mexico City, kommen wir abends um kurz nach acht im Stadtteil Coyoacán an. Dank der Zeitverschiebung können wir hier sogar den Jahreswechsel feiern. Wir werfen unser Gepäck in das geräumige Zimmer, gönnen uns eine schnelle Dusche und stiefeln geradewegs zum Platz, den Samad noch aus seiner Studienzeit in Mexiko kennt. Zuvor hatte er mir noch gesagt, dass dieses Viertel bei Studenten beliebt und sehr belebt sei. »Seltsam, dass so viele Bars und Restaurants zuhaben«, sagt er, als er sich auf unserem Fußweg umblickt. »Normalerweise ist hier alles total voll.« Tatsächlich hatte auch ich mir das Viertel anders vorgestellt, ich schaue kurz zu Samad und frage mich, ob er in seinem Kopf irgendetwas durcheinandergebracht hat. Doch kurz bevor wir zum Platz einbiegen, hören wir Musik und Stimmengewirr. Dort tummeln sie sich also. An vielen Stellen ist der Platz mit Weihnachtssternen bepflanzt, die für eine knallige rote Farbe sorgen. Ein Merkmal mexikanischer Plätze, wie ich später feststellen werde. Irgendwie seltsam, dass wir uns diese Pflänzlein ins deutsche Wohnzimmer stellen, wo sie beinahe etwas spießig daherkommen und für uns Weihnachten symbolisieren. Ursprünglich kommt die »Euphorbia pulcherrima«, so ihr eigentlicher Name, aus dem Westen Mittelamerikas. Rund um die Weihnachtssterne zieren weitere Pflanzen, hohe Bäume und dunkelgrüne Bänke den Platz. An einer Stelle steht ein Brunnen, auf dem mittig zwei Kojoten aus Stein thronen, die von Wasser besprenkelt werden. Mittendrin in großen bunten Lettern der Name des Viertels: »Coyoacán«, der Ort der Kojoten. Wie idyllisch es hier bei Tageslicht sein wird, kann ich mir gerade noch nicht vorstellen. Ein Bezirk im Süden der Stadt, der mexikanische Intellektuelle, Künstler und Literaten angezogen hat. Frida Kahlo, Luis Buñuel und Leo Trotzki haben hier unter anderem gelebt.

Wir schlendern von einem Restaurant zum nächsten, doch heute kann man nur große Menüpakete buchen. Für uns viel zu üppig und zu teuer. Inzwischen ist es schon halb zwölf. Unsere Körper stecken immer noch in der deutschen Zeit, dort ist es bald sieben Uhr morgens. Wir entscheiden uns für einen 24/7-Shop am Rande des Platzes, holen uns ein paar Dosen Bier und noch dazu vier große Wunderkerzen, die wir einem älteren Mann auf dem Platz abkaufen. Um uns herum werfen Kinder Knallerbsen auf den Boden und lassen kleinere Feuerwerkskörper hochgehen. Wir laufen zurück zu unserer Unterkunft, da man in Mexiko in der Öffentlichkeit keinen Alkohol trinken darf. Hinter den hohen Mauern setzen wir uns mit dicken Jacken in den Innenhof. Wir machen unser Bier auf, schon hören wir aus der Ferne Glocken und laute Raketen. Um uns herum stehen ebenfalls viele Weihnachtssterne in Töpfen, hinter Samad sehe ich eine hässliche Weihnachtsdeko, eine Art Häuschen mit Plastikschnee und kleinen Tieren drauf. Ich nehme die kalte Dose »Indio«-Bier in die Hand, proste Samad zu. Wir lächeln uns an, küssen uns und wünschen uns ein frohes neues Jahr. Das dritte Silvester seit der Diagnose und damit verbunden erneut der innige Wunsch, dass uns noch möglichst viel gemeinsame Zeit bleiben wird. Wir zünden die großen Wunderkerzen an und lachen über unseren unspektakulären Start ins Jahr 2023. Zugleich starten wir hiermit aber auch unsere Traumreise. Ich lächle in mich hinein, als wir unsere Biere austrinken, und kurz danach fallen wir in das große Bett. Endlich Mexiko!

## Samad.
## ENDLICH AUSZEIT

Nach zwei Jahren Krebskampf-Marathon fühlt sich dieser Moment wie Ausbruch an, wie neue Freiheit. Ich hatte mich ins Ziel geschleppt, war völlig ausgebrannt. Die letzten Meter zum Jahresende, eigentlich schon etliche Wochen zu viel. Völlig abgefuckt unterm Weihnachtsbaum.

Jetzt Auszeit, endlich. Das mexikanische Bier schmeckt unfassbar gut. Eher leichte Biere gibt es hier, aber viele sehr gute. Wir lächeln uns im Licht der riesigen Wunderkerze an. Wir haben es geschafft, diesen Moment konnten wir uns erobern trotz aller Unwahrscheinlichkeiten.

Das erste Frühstück am nächsten Morgen weist den Weg. Chilaquiles verdes. Ursprünglich ein Resteessen. Der Name soll zurückgehen auf »getränkt in Chili«. Die Tortilla vom Vortag wurde traditionell in roter oder grüner Soße verwertet. Die Sonne scheint, noch wirkt die neue Umgebung unwirklich. Der Sprung mit dem

Flieger führte in eine andere Welt. Die Erinnerungen werden plastisch.

Alles erscheint ungeordneter, mehr in Bewegung, bunter, lebendiger, fröhlicher, quirliger. In Coyoacán, dem Ort der Kojoten, gründete Cortés nach dem Sieg über die Krieger der Aztecas »Neuspanien«.

Als junger Student stand ich hier in den Buchhandlungen, meistens vor den Regalen mit politischer Literatur. Ich wohnte in der Nähe der Uni, ließ mich oft einfach durch die unendlichen Straßen der Metropole treiben. Viele Warnungen hatte ich mitgenommen, Mexiko sei gefährlich. Ja, aber auch wundervoll und spannend.

In der Regel funktioniert die Stadt gut – wenn gerade Ferien sind. Wenn circa ein Viertel der Bevölkerung ans Meer gefahren ist, dann trägt plötzlich die Infrastruktur. Du kommst voran auf den Straßen, du presst dich nicht in völlig überfüllte U-Bahn-Wagen.

Wir fahren gleich am ersten Morgen ins Zentrum, mit einem Metrobus, um möglichst viel zu sehen. Rund um den Zócalo, einen zentralen Platz, ballen sich die Touristenströme. Wir schauen uns Wandgemälde an – sogenannte Murales –, die von der bewegten mexikanischen Geschichte in übermenschlichen Bildern erzählen. Die gigantische katholische Kathedrale wurde auf Ruinen der Azteca-Tempel gebaut. Drinnen wird über große Boxen Erlösung gepredigt. Draußen wird Erlösung gesucht, die Polizeipräsenz ist enorm. Die Maschinengewehre massiv.

Keine zwei Blocks vom Zócalo entfernt zeigt sich ein Bild von Verwahrlosung und Armut. Früher wohlhabende Viertel, heute unsicheres Pflaster. Die Reichen sind weggezogen an die grüneren Ränder. Eine Armee von Obdachlosen ist hier heute unterwegs. Einige hausen in Autos, andere in Zelten auf Grünflächen, wieder andere in den verlassenen Gebäuden. Unzählige glasige Augen. Ab einem gewissen Punkt das Gefühl, hier nicht mehr sicher weitergehen zu können. Lebende Tote, dieser Begriff geht mir immer wieder durch den Kopf.

Alles Schicksale. Wie sind sie hier gelandet, in dieser miserablen Situation? Krankheit, Verlust, Landflucht. Sie werden nie in ein Flugzeug steigen, sich die schönen Kirchen in Süddeutschland anschauen, die Ruinen in Rom. Sie hängen fest in einer erbärmlichen Existenz in Mexiko-Stadt. Erlösung bleibt ein verlogenes Versprechen.

Wir flüchten uns zurück in ein hippes Touristencafé. Auf der Karte stehen Cervezas artesanales und wir können mit Kreditkarte zahlen. Mit einem flauen Gefühl im Magen. Verdrängen. Einen Steinwurf entfernt liegt die Plaza Garibaldi, hier spielen Musiker und manchmal auch Musikerinnen in traditionellen Anzügen und mit großen Hüten, Mariachi heißen sie. Es riecht nach Müll und Hinterhof. Die Kneipen sehen tagsüber trübe aus. Scheinbar auf Druckbetankung ausgelegt, Ballermann ohne Strand. Kein Ort zum Verweilen, Zeit für ein Uber.

Zona Rosa ist die nächste Station. Der Weg dorthin führt unter einer Brücke durch, über uns der Ángel de la Independencia, der Engel der Unabhängigkeit. Unter der Brücke eine Versammlung von Obdachlosen, die einer Open-Air-Predigt lauschen. Auch hier macht die Erlösung Hoffnung.

Am anderen Ende beginnt das Kneipenviertel, laute Musik am späten Nachmittag. Bedienungen, die einen einfangen wollen. Immerhin kein Gestank, keine glasigen Augen, keine Zombies. Wir schlendern in die Roma Norte. Eine andere Welt beginnt, keine halbe Fußstunde vom verwahrlosten Zentrum entfernt. Feine Restaurants, angesagte Cafés an einer ehemaligen Pferderennbahn. Radfahrende, junge Fachkräfte aus aller Welt. Streetfood und Street-Art. Der Anteil der Englischsprachigen steigt, das könnte auch San Francisco sein. Abends sanft beleuchtete Parks, Straßenmusik, Tangogruppen. Ausgefallene Cocktails und handgemachte Churros.

Karo hat sich in die Micheladas verliebt, eine Chili-Zitrone-Mischung mit Bier. Ich bevorzuge die Chelada, Bier mit Zitrone und Salzrand. Wir sitzen im Hipsterparadies und kommen langsam an im Jetzt, in diesem Moment.

Bei der Tatsache, es hierher geschafft zu haben. Hier zu sein. Wo die Sonne scheint und die Tacos köstlich sind. Die Soßen die besten der Welt. Mit allen Sinnen genießen, erleben, festhalten.

Auch die Uni sparen wir nicht aus. Vor 20 Jahren meine neue Heimat in der Ferne. Ein eigener Kosmos, eine Stadt in der Stadt – die Universidad Nacional Autónoma de México, kurz: UNAM. Eigenes Transportsystem, eigenes Kino, Kulturzentrum, Museum für moderne Kunst. Und große Fakultäten über einen riesigen Campus verteilt.

Der Ort, an dem ich mich in die spanische Sprache reinkämpfte, der Ort, an dem ich studierte, so gut es ging, mich in die politische Ökonomie Mexikos vertiefte. Der Ort, an dem ich mich verliebte in eine Tochter von marxistischen Intellektuellen. Die Uni war das Zentrum meines Jahres in Mexiko.

2023 kommt mir die berühmte UNAM runtergekommen vor. Kein neuer Anstrich seit 2003, so sieht es aus. Die beste Uni Lateinamerikas scheint in einem Schlaf zu liegen. Es sind auch Ferien, zugegeben. 1000 Erinnerungen an Orte, Momente, Erlebnisse. Ein Lebensjahr zieht in drei Tagen an meinem inneren Auge vorbei. Und die Frage bei der Weiterfahrt, komme ich noch mal wieder? Wie oft sehe ich die große Stadt noch im Leben?

Karo war 2003 noch in der Oberstufe. Später zum Austausch in Frankreich. Wir bleiben vor einer Reserva Ecológica auf dem Gelände der UNAM stehen. Kakteen hinter uns, die Sonne kommt durch vereinzelte Wolken. Am Horizont die Vulkane. Ich bin froh, ihr diesen Teil meines Lebens zeigen zu können. Es gelingt für den Moment, nicht daran zu denken, dass das vielleicht auch unsere letzte große gemeinsame Reise ist. Dass wir vom Leben verraten wurden, vom Versprechen, gemeinsam alt zu werden. Dass wir nur das Jetzt und Hier haben. Es geht mir nicht durch den Kopf, aber es geht langsam in Fleisch und Blut über.

Wie inflationär wir mit der Zeit umgegangen sind – zuvor. Als würde sie nicht enden. Wie wir gelebt haben, immer mit dem Gefühl, wir sind noch jung, das halbe Leben steht uns noch bevor. Und wie es generell ein Automatismus im Leben ist, das Sandkorn für den Strand zu halten. Mit 23 in Mexiko wollte ich die Welt verändern, die Gesellschaft besser machen. Große Umwälzungen, weniger Ungerechtigkeiten. Alles schien machbar im Horizont der Zeit.

Heute reisen wir mit der Endlichkeit im Gepäck. Sie ist mit an Bord und prägt unser Erleben. Das Bewusstsein für die Endlichkeit ändert die Art, wie wir dieses Land betrachten. All das Schöne und Scheußliche der Welt, all das Gute und Böse. Die Hügel und die Häuser, die Schluchten und Strände, die Millionen von Menschen. Vieles davon wird bleiben, wenn wir nicht mehr da sind. Zumindest für einige Zeit.

Ich blicke noch mal 20 Jahre zurück zu diesem jungen rastlosen Kerl, der durch Mexiko-Stadt tingelt. Der durch das ganze Land reist, nach Süden, nach Norden. Natürlich extrem privilegiert mit seinem deutschen Stipendium. Der sich eingräbt in Büchern über die Entstehung des mexikanischen Staates und die Revolution. Der junge Kerl, der sogar in der Liebe einen intellektuellen Kern verankert. Blicke zurück auf die Seminare, Kneipenabende, Partys, Busfahrten aus einem ganzen Lebensjahr in Mexiko. Vergangenheit, Erinnerungen – ziehen vorüber, wie der Rauch, der vom Leben bleibt, wenn es gelebt wird.

Karo.

## FARBEN SCHMECKEN, SEHEN, RIECHEN

An diesen drei Tagen in Mexiko-Stadt laufen wir so viel. Wir machen kaum halt, wollen die riesige Stadt einatmen, alles von ihr aufsaugen, auf der Haut, in der Seele. Ein unmögliches Unterfangen, dieser Ort ist einfach zu groß. Wir spüren den Dreck in unseren Lungen, die Seligkeit in unseren Herzen. Samad, getrieben von den Erinnerungen seines früheren Seins. Ich, getrieben von der Begierde auf das Neue, das Unbekannte. Kein Vergleich zum kleinen Städtchen Besançon im Osten Frankreichs, wo ich 2008 studiert habe. Damals ein idyllisches Örtchen, gefühlt kaum größer als der Campus. Jeden Tag Begegnungen mit anderen Studenten, denen du zufällig über den Weg läufst, immer wieder ein Café oder eine Bar, stets verbunden mit der Uni, Gespräche über guten Wein aus dem Jura, Comté-Käse, Madame Bovary oder Victor Hugo, der hier geboren wurde.

Das geballte Mexiko fängt mich vom ersten Tag ein, die Farben hier sind so intensiv, wie ich es nirgendwo sonst erlebt habe. Die französischen Städte, die ich kenne, sind zwar teils pompös und edel, dazu etwas Fachwerk, die meisten habe ich aber vor allem beige in Erinnerung. In Mexiko-Stadt dagegen: das knallige Blau einiger Wände, auch jene von Frida Kahlos Haus; die fruchtigen grünen Soßen, die eingelegten pinken Zwiebeln, rote Blumen am Straßenrand, gelb umrandete Gehwege rund um das riesige Unigelände – das ansonsten zugegeben farblos anmutet –, am Stadtrand riesige grüne Kakteen, im Ausgehviertel und Zentrum der homosexuellen Szene, der Zona Rosa, Zebrastreifen in Regenbogenfarben. Und Sonne, Sonne, die alle Farben intensiviert, während in Deutschland jeder Tag in diesem Januar grauer erscheint, so schreiben uns Freunde aus Berlin und Hamburg.

Kontrastreich wie die Farben stehen sich hier auch Arm und Reich gegenüber. Nur eine Straße entfernt vom schicken Bankgebäude oder dem modernen Wohnhaus mit Personal blickst du plötzlich auf das krasse Elend. Verlorene Seelen, von keinem System aufgefangen. So viele von ihnen, wie in Trance, einer Zwischenwelt. Das Leben, wie es ist, abgebildet in einer Stadt. Nicht nur bunt und nicht nur grau, stattdessen alles nebeneinanderstehend, zeitgleich, glücklich, schmerzhaft.

Samad.

## DIE EXISTENZ, EIN WIMPERNSCHLAG

Wir blicken nach vorne, lassen die Stadt hinter uns. Im Bus nach Oaxaca ziehen Berge und Schluchten vorbei. Oben auf Monte Albán spüren wir einen Hauch von

Ewigkeit, die Pyramiden auf einer abgetragenen Bergspitze lassen erahnen, dass Menschen schon immer gegen die Vergänglichkeit angegangen sind. Majestätisch thront diese alte Stadt über der Sierra Madre. Fraglich, ob von unseren Wolkenkratzern in 1000 Jahren auch noch so viel übrig sein wird. Wir halten inne auf den Treppen dieser Ewigkeit. Wenn wir ehrlich sind, dann sind wir alle nur einen Augenblick hier. Vielleicht gibt uns das Leben deshalb zwischendrin das Gefühl einer Unendlichkeit. Eigentlich ist es ein Wimpernschlag.

In Mexiko gibt es diese schöne Idee, dass du nicht ganz gegangen bist, solange sich jemand an dich erinnert. Zelebriert wird das am Tag der Toten. Das stimmt – in beide Richtungen. Ich habe noch Erinnerungen an meine Großeltern. An die Urgroßeltern habe ich keine eigenen, nur noch vage Fetzen aus Erzählungen. Sie geraten in Vergessenheit, keine drei Generationen später. Über den Vater meines Vaters habe ich meinen Vater ausgefragt und Dinge aufgeschrieben. Über dessen Vater konnte er mir selbst nicht mehr viel sagen, nur Erzählungen von seinem Vater. Wenn noch die Wirren von Flucht, Krieg oder anderen Katastrophen hinzukommen, dann bleiben wir alle nicht ewig, auch nicht in der Erinnerung.

Karo.

## DER HUNDEBISS

Eine kleine Erinnerung, die mir von der Reise bleibt, ist eine v-förmige Narbe. Von der Stadt Oaxaca bis ganz in den Süden zur Pazifikküste brauchen wir mehr als acht Stunden. Mit einem kleinen Bus. »Vomit vans« werden diese Gefährte genannt. Busse, in denen man sich gern übergibt. Macht eine Frau vor uns auch direkt, immer wieder. Immerhin ist das kleine Gefährt klimatisiert, doch der ewig lange Weg – aus der Wüste über ein schattiges Waldgebiet auf mehr als 2000 Metern bis hin zu einer tropischen Klimazone am Meer – führt fast durchweg über winzig kleine Kurven und ist zäh. Vom Kaktus über die Fichte bis hin zur Dattelpalme. Als wir im kleinen Ort Zipolite aussteigen, möchte ich am liebsten den Boden küssen. Endlich am Meer!

So richtig Backpacker-like haben wir für diesen Ort keine Unterkunft gebucht. Wir schlendern mit unseren Reiserucksäcken Richtung Strand, setzen uns in ein Café. So entspannt wirkt es hier auf den ersten Blick, ein wenig alternativ, gar nicht übersät mit Hotels, eher klein. »Sorry, WLAN haben wir hier nicht«, sagt der Kellner mit zerzausten dunklen Haaren freundlich zu uns. Er zeigt in die Richtung, aus der wir gerade mit dem Bus angekommen waren, dort gebe es Internet. Weiter weg vom Strand. Super, wir haben genau dort keine Unterkunft vorab gebucht, wo es kaum Internet gibt. Es gibt doch überall Internet, denke ich zuerst. Außer in der Deutschen Bahn natürlich. Zipolite ist quasi wie die Deutsche Bahn.

Nachdem wir ein Hotel gebucht haben, mache ich einen Screenshot von der Route. Kann ja nichts schiefgehen. Doch dann biegen wir, wie von Google Maps vorgegeben, von der Hauptstraße nach links ab. In die Dunkelheit. »Sollen wir da wirklich reingehen?«, frage ich. »Also zumindest ist es der richtige Weg«, sagt Samad und erhöht sein Tempo. Ich stiefele mit meinem großen Reiserucksack auf dem Rücken und einem kleinen Rucksack in der Hand hinterher, an mir läuft der Schweiß herunter. Ich bin mit Perücke unterwegs, und bisher hatte ich keine Probleme damit. Hier wird mir plötzlich heiß und ich frage mich, ob es überhaupt eine gute Idee war, das Ding mitzunehmen. Aber gut, ich hatte mir vorab extra eine etwas günstigere zugelegt, damit ich die ganz teure nicht zerstöre. Als wir in der gefühlt dunkelsten Dunkelheit ankommen, bleibt Samad stehen. »Na super, hier müsste es eigentlich sein.« Wir blicken uns in alle Richtungen um. Sehen nichts. »Okay, Scheiße, was machen wir jetzt?«, frage ich ratlos. »Eher umdrehen, statt weiterzulaufen, oder?« – »Ja«, sagt Samad, der inzwischen ganz schön schlecht gelaunt ist und an mir vorbei in die Richtung läuft, aus der wir gekommen sind. Und dann hören wir plötzlich ein Bellen. Mehrere Hunde, die aus der Dunkelheit auf uns zugeschossen kommen. Sie halten Abstand, doch der Weg ist nicht breit. Wir müssen an ihnen vorbei. Der Stress und unsere Unsicherheit ist so sichtbar, das würde jeder Vollidiot wahrnehmen. Und Hunde erst recht. »Fein, brav«, sage ich, so ruhig es nur geht. Ich spüre, wie sich an meinen Füßen Blasen bilden, ich zergehe vor Hitze, doch ich will einfach nur weg. »Haut ab«, schreit Samad. »Ich weiß nicht, ob das eine gute Idee ist, vielleicht heizen wir sie damit nur an?«, frage ich. »Nein, die müssen Respekt vor uns bekommen.« Ich habe keine Ahnung, was richtig ist. Nicht schnell vor Hunden weglaufen, das lernt man schon als Kind. Wie man sich vor einem Rudel wilder Hunde schützt, habe ich aber nie so richtig gelernt. Braucht man in Deutschland wahrscheinlich auch nicht.

Irgendwie schaffen wir es, an den Tieren vorbeizukommen. Und stehen endlich wieder an der beleuchteten Hauptstraße. Samad fragt einen Mann am nächsten Laden auf Spanisch, ob er unser Hotel kennt. Selbstsicher schickt er uns in die nächste dunkle Seitenstraße, diesmal Richtung Norden. Was sollen wir tun, wir folgen seiner Anweisung. Biegen in eine Straße ein, die kurze Zeit später nur noch ein Feldweg ist. Kein Licht, keine Orientierung. Plötzlich wieder Hunde. Aus dem Nichts, ein ganzes Rudel. Wir verlangsamen unsere Schritte. Und dann zwickt mich etwas am Bein. Einer der Hunde hat mich gebissen. In meine rechte Wade. Fuck. Gibt es hier Tollwut?, frage ich mich. Ich hatte mich vorab nicht impfen lassen. Leise und blitzschnell war der beigefarbene Hund angeschossen gekommen. Das hinterhältige Mistvieh. Ich bin wütend, ängstlich. Dabei mag ich Hunde doch. Ich drehe mich um, und plötzlich fangen mehrere Hunde an, laut zu bellen. Hilflos wedele ich mit meinem kleinen Rucksack, brülle die Tiere an, so laut ich nur kann. »Verschwindet, ihr Drecksköter!« Gar nicht meine übliche Wortwahl. Aber ich habe Angst. Ganz leise sage ich zu Samad: »Der eine hat mich gebissen.« – »Was? Nein!« Ich sehe, wie auch Samad unruhig wird, besorgt ist. Wir brüllen, so laut wir nur können, und gehen langsam zurück zur Hauptstraße. Währenddessen denke ich daran, dass ich als Krebskranke doch nicht an Tollwut versterben kann. Wie ironisch wäre das denn bitte? Und irgendwie auch unrühmlich.

Samad geht zurück zu dem Mann, der uns den falschen Weg gewiesen hat. Der schaut unschuldig drein und weiß wohl selbst nicht weiter. Immerhin nimmt er uns auf der Ladefläche seines Pick-ups mit, fährt uns zu dem Ort, an dem er wohl unser Hotel vermutete. Leider ist es eine ganz andere Unterkunft. Zwei Bewohner kommen auf uns zu, sie Brasilianerin, er Schweizer. Wahrscheinlich ein seltsames Bild, das wir abgeben.

Zumindest haben sie WLAN. Ein Lichtblick. Wie aufgeschmissen wir doch ohne Internet sind.

Ich schiebe meine Hose am Bein etwas hoch. »Wie schlimm ist es?«, fragt Samad. »Keine Ahnung, brennt nur ein bisschen«, sage ich und versuche, meine Wade zu begutachten. Gar nicht mal so leicht. Ich erspähe ein wenig Blut, aber keine unglaublich tiefe Wunde. Trotzdem frage ich mich, wie das eigentlich abläuft mit der Tollwut-Übertragung.

Über einen Messenger ruft Samad die Unterkunft an. »Wo zur Hölle soll denn bitte Ihr Hotel sein?«, fragt er aufgebracht. Ich tupfe mein Bein mit etwas Desinfektionsmittel ab, das Samad aus seiner Kulturtasche gekramt hat. Warum haben wir eigentlich kein Taxi genommen, schießt es mir durch den Kopf. Samad fragt den Mexikaner, ob er uns jetzt zur richtigen Unterkunft bringen könnte. Über Telefon erklären die Hotelbesitzer ihm den Weg. Ich zerfließe noch immer in Mitleid darüber, dass ich vor meinem Krebstod nun ganz erbärmlich an Tollwut sterben werde. Absurd, was einem in so einer Situation durch den Kopf geht.

Als wir das richtige Hotel erreichen, fahren uns die Inhaber direkt zu einem Arzt. Er säubert die Wunde, nimmt meine Daten auf. »Haben Sie eine chronische Erkrankung?«, fragt er mich auf Englisch. Tja, erwähnt man da den Krebs? Wahrscheinlich schon, denke ich, also sage ich: »I have cancer.« Verwundert schaut er von seinem Blatt hoch. »But in remission.« – »No.« Leider voll und ganz, keine Remission. Fühlt sich immer wieder seltsam an, das jemandem zu sagen. Denn ich sehe ziemlich oft nicht nach Krebs aus. Zum Glück muss nicht genäht werden, und Tollwut gibt es keine, wie uns der Arzt versichert, na immerhin. Mit einem Verband und einer Antibiotikasalbe verlasse ich mit Samad den kleinen Raum. Wir essen, so verschwitzt und fertig, wie wir sind, in einem mittelmäßigen Restaurant. Unsere Gastgeber holen uns – ganz schuldbewusst – ab, wir fallen in das wunderschöne Bett und schlafen direkt ein. Willkommen am Pazifik, puh!

Samad.

## DEM HIMMEL GANZ NAH

Am Pazifik ist aus dem Hippieort Zipolite eine Partyzone geworden. Der Peso rollt und die Schwulenszene ist besonders stark vertreten. Es dämmert auf dem Weg zur Unterkunft, Google Maps lässt uns im Dunkeln hängen. Und plötzlich haben ein paar Straßenköter Spaß daran, ihr Territorium zu verteidigen. Karo wird von einem kleinen Mistvieh gebissen. In Panik vertreiben wir die Hunde mit lautem Geschrei, Angriff ist manchmal die beste Verteidigung.

Die herrenlosen Hunde Mexikos sind wie eine Erinnerung daran, dass das Wilde in der Zivilisation weiter da ist. Kein Paradies ohne Hölle. Wir sind nass geschwitzt, finden einen sehr netten jungen Arzt, der uns beruhigt und Karos kleine Wunde desinfiziert. Unsere Vermieter, ein Künstlerpaar, sind untröstlich und sehr bemüht, den Schaden wiedergutzumachen.

Von Zipolite geht es mit Verband zum nächsten Küstenort, Mazunte. Wir sehen Wale und Delfine früh am Morgen auf dem Meer. Die großen Meeresbewohner kommen zu dieser Jahreszeit gerne in die warmen Gefilde des Südens. Wir essen Fisch-Tacos im Sonnenuntergang. Ich trinke Mezcal und der rauchige Geschmack dieses Agavenbrandes öffnet den Geist.

Die Cafés und Bars sind auch in diesem sogenannten Ecoturismo-Ort sehr hip, aber sympathisch. Wir sitzen am Abend auf der Terrasse und lecken am Salzrand der Margaritas. Die Chilaquiles kommen in der Morgensonne, in ihrer fruchtigen Salsa. Was will man vom Leben festhalten, wenn nicht solche Momente? Sie erscheinen mir wertvoller als alle Reichtümer. Und trotzdem sind sie flüchtig. Sie vergehen. Egal, was wir tun, wir vergehen. Wir können das Leben nicht festhalten.

Diese Momente werden zu Erinnerungen und die Erinnerungen werden zu Rauch. Vielleicht muss man darin eine Schönheit sehen, die durch die Akzeptanz erst entsteht. Glück ist nur in fluidem Zustand zu haben. Willst du es greifen, ist es schon weg. Du kannst es in dieser fluiden Form einatmen, für einen Moment genießen. Im nächsten Augenblick beginnt ein neuer Tag. Vielleicht kommt neues Glück, aber vielleicht beißen dich auch die Hunde.

Auf dem Weg zurück Richtung Oaxaca kommen mir die Bilder der Berge plötzlich bekannt vor. Vielleicht vom Hinweg, eher aus einem Traum. Als hätte ich von diesem Weg geträumt. In San José del Pacifico hat sich eine touristische Infrastruktur rund um die magischen Pilze etabliert. Wir kommen zur falschen Jahreszeit, es ist nicht Pilzsaison.

Trotzdem ist die Natur hier wunderschön und wir besuchen ein Temazcal, ein rituelles Dampfbad. Nackt in der Lehmhütte werden wir durch vier Pforten geführt. Ahnen, Familie, Freunde und Feinde, schließlich das Ego. Ich sehe klare Bilder vor dem geistigen Auge. Sie zeigen mir Versöhnung mit der Natur und dem ewigen Kreislauf, Verbindung mit dem Universum und der großen Energie. Ich sehe, wie ich Altes loslassen kann, wie Abschied und Versöhnung einhergehen und wie Einklang im Diesseits aussieht. Was so ein bisschen Dampf bewirken kann – mit der richtigen Anleitung.

Am Abend stehen wir gemeinsam auf dem Mirador, einer Aussichtsplattform in den Baumwipfeln, über einem Wolkenmeer. Der Horizont leuchtet gelb-orange. Ein Moment absoluter Schönheit, im Wind, zu zweit, nur wir. Die Hunde weit unter uns. Der Himmel ganz nah. Vielleicht hat dieser schwere Weg eine Weisheit zu bieten, die für alles entschädigt.

Karo.

## SICH IN DER ZEIT VERLIEREN

Auf dieser Reise erleben wir so viele Dinge, bei denen wir ganz und gar die Zeit vergessen. 90 Minuten in einem Temazcal, einem traditionellen Dampfbad in einer Art Iglu aus Lehm, liegen vor uns, als wir in einem Bergdorf in Oaxaca verweilen. Nicht ein einziges Mal denke ich an die verrinnende Zeit, sondern ich versinke im Moment, der zur Ewigkeit wird. Eine junge Mexikanerin führt uns durch die vier Pforten des Temazcals, die den Körper und die Seele reinigen sollen. Mit jeder neuen Pforte legt sie mehr heiße Steine aus der Glut in die Mitte der kleinen Hütte, die wir mit im Sud getränkten Ästen zum Dampfen bringen. Es geht darum, der Familie, den Freunden und Feinden und schließlich auch sich selbst zu vergeben. Jede Pforte ist mit einem Element verbunden. Als es um das Wasser geht, schlüpft die Frau plötzlich in die dunkle Lehmhütte, in der wir mit geschlossenen Augen sitzen, und kippt einen großen Eimer mit dem kalten Nass über uns. Rauschhaft erleben wir diese spirituelle Reinigung, die uns noch Stunden später in ein angenehmes Nachbeben versetzt. Sich selbst maximal spüren, mit sich und der Welt im Reinen, mitten in einem Wald, weit über dem Meer, mit einem magischen Sonnenuntergang. Eine rote Sonne, die in den Wolken der Berge versinkt.

Einige Zeit später sind wir auf der östlichen Halbinsel Yucatán in einem Cenote bei Valladolid, einer Art halb offenen Höhle, die mit Wasser gefüllt ist. Dort spiegeln sich an den Felswänden auf kunstvolle Weise die Bewegungen des Wassers, das zu unseren Füßen liegt. Durch die Fische, die gemächlich durchs Wasser schwimmen, huschen immer wieder neue Licht- und Schattenringe an den Wänden entlang. Um uns herum steigen Touristen in den Cenote hinab, ein Mann neben uns muss seine Freundin eine halbe Ewigkeit immer und immer wieder fotografieren, damit sie irgendwann zufrieden ist. »Nein, das ist der falsche Winkel«, hören wir sie zigmal sagen. »Schau mal, du musst es so machen, wie ich es dir zeige.« Doch zufrieden ist sie immer noch nicht, später versucht sie es mit vielen Selfie-Posen, während sie ihn nicht mehr beachtet. Ich bekomme die Sätze nur am Rande mit, zu gebannt sind Samad und ich von diesen traumhaften Spiegelungen. Die Ewigkeit, die um uns herum Menschen mit ihren Selfie-Versuchen verbringen, nutzen Samad und ich, um sanft umarmt, nebeneinander auf die immer neu entstehenden Muster zu blicken. So lange wollten wir hier eigentlich gar nicht bleiben, denn wir haben noch eine recht weite Strecke vor uns an diesem Tag. Doch wir verlieren uns, gemeinsam.

Samad.
## BILDER, DIE BLEIBEN

Die Bilder aus dem Dampf, die Schönheit des Sonnenuntergangs über den Wolken. Sie bleiben. Wir steigen in einen Flieger, landen im Vegas der Karibik. Cancún. Das kleine Bergdorf verwandelt sich in eine touristische Metropole am Strand. Die Flieger rollen im Gänsemarsch über das weite Feld. Draußen wird um jeden Deal gekämpft, gezahlt wird hier in Dollar. Eine Nacht in der Zona Hotelera. Wie der Ballermann, nur kitschiger. Geschäftsmänner lassen die Puppen tanzen, Tequilaflaschen auf den Tischen.

Im kleinen Leihwagen geht es auf die Autobahn. Neben uns wird gebaut, ein Zug, der die Maya-Stätten verbinden soll. Yucatán erfindet sich neu als großer Freizeitpark.

Mérida liegt etwas abseits dieser Logik. Morbider Charme und windiges Küstenklima. Die Hauptstadt der Hängematten. An den Wänden des Regierungspalastes wird die Geschichte der Eroberung und Unterwerfung erzählt, auch hier in großen Bildern. Spanier werden Herrscher, Maya werden Sklaven.

In Valladolid verweilen wir an einem Cenote. Während ein Steinsteg als Instagram-Kulisse genutzt wird und alle versuchen, das perfekte Bild von sich selbst einzufangen, verziehen wir uns nach nebenan. Kleine schwarze Fische sind hier im Wasser unterwegs, erzeugen Wellen. Die Wellen werden vom Sonnenlicht an die Steinwand geworfen. Wie eine Lichtinstallation. Man kann sich darin verlieren. Die Natur zeigt ein kleines Wunder, so magisch. Ein kleiner Fingerstreich und dir wird klar, dieses Universum ist so groß, so schön, so mächtig. Vielleicht haben viele Menschen keinen anderen Begriff als Gott dafür gefunden. Das Allmächtige. Mir dämmert es, Vertrauen in diese Kraft bedeutet Erlösung.

Karo.
## LIEBES-MOMENTE

In Mexiko-Stadt esse ich die ersten Chilaquiles meines Lebens – und ich bin verliebt. Chilaquiles, das sind frittierte Stücke einer Maistortilla, gebadet in einer fruchtigscharfen Chilisoße, wahlweise mit einem weichen Spiegelei, eventuell ein wenig Fleisch, dazu Zwiebeln und manchmal auch ein wenig Crema obendrauf. All das zusammen sorgt schon beim ersten Bissen in dem schönen Café am Platz in Coyoacán für eine kleine nachträgliche Silvesterexplosion in meinem Mund. »Wow, das habe ich in Berlin noch nie auf 'ner Speisekarte gesehen. Warum gibt's das bei uns nicht? Oder ist mir das nur nicht aufgefallen?«, frage ich Samad, immer noch kauend. In diesem Moment scheint mein Unterbewusstsein zu beschließen, in jedem neuen Ort, den wir besuchen, einmal Chilaquiles zu probieren – für mich entpuppt sich dieses Nationalgericht als das perfekte Frühstück. Überhaupt ist die mexikanische Küche ein Gedicht, und von Restaurant zu Restaurant verstehe ich Samad immer mehr, der in Berlin gern mosert, wie wenig authentische mexikanische Küche es dort gibt. Mit jedem guten Essen verliere ich mich im Moment, in den Geschmäckern auf meiner Zunge und dem Farbenmeer auf unseren Tellern. Ich hatte mir Mexiko irgendwie bunt vorgestellt, aber hier, in echt, ist es noch viel intensiver. Als ich in Oaxaca erneut über Chilaquiles herfalle und darüber Witze mache, dass ich mich hineinlegen und drin wohnen könnte, fällt uns das Wort »Chilaqu-Igel« ein – ein niedliches kleines Tierchen, das sich genüsslich in der grünen Soße wälzt, mit einem seligen Grinsen im Gesichtchen. Ich fühle mich verstanden und meine, dass Samad und ich uns ein ähnliches Bild vorstellen. Seither nennt mich Samad häufig liebevoll Chilaqu-Igel und ich mag es. Vor allem weil es uns beiden jedes Mal ein Lächeln auf die Lippen zaubert.

Als wir danach mit dem Auto an der Karibikküste ankommen, im kleinen Örtchen Mahahual, gönnen wir uns ein paar Tage am Strand. Wir ignorieren die Amerikaner, die täglich auf der anderen Seite des Ortes mit riesigen Kreuzfahrtschiffen ankommen, und suchen uns die Plätzchen aus, die etwas weiter weg und sympathisch sind. Am letzten Morgen frühstücken wir bei uns um die Ecke, direkt am Wasser. Wir blicken aufs türkise Meer, sind tiefenentspannt und freudig blicke ich erst auf Samad und dann auf den Teller mit Chilaquiles, den eine Frau mit freundlichem Lächeln zu unserem Tisch bringt. Samad und ich grinsen vielsagend, ich nehme eine große Gabel, schließe die Augen. Im Hintergrund läuft einer dieser Klassiker: »I Want to Know What Love Is« von Foreigner. Ich höre kurz auf den Text: »I wanna know what love is / I want you to show me / I wanna feel what love is / I know you can show me«. Als ich die Augen öffne, sehe ich Samad vor mir, der sein Rührei à la Mexicana ebenso langsam genießt. Hier und jetzt gerade ist alles perfekt. Für mich sind es die letzten guten Chilaquiles, die ich auf dieser Reise essen werde – und sie fühlen sich an wie die besten, die ich jemals gegessen habe.

Karo.

## DIE LISTE

Als wir aus Mexiko zurückkommen, krame ich eines Abends nach einem alten Notizblock. Ich wollte nur ein, zwei Gedanken aufschreiben, doch als ich die erste Seite aufschlage, sehe ich eine Liste, die ich vor langer Zeit geschrieben haben muss. »L'avenir« steht in Großbuchstaben darüber, mit blauem Kugelschreiber. »Zukunft«. Ich überfliege die einzelnen Punkte und bekomme eine Gänsehaut. »Erinnerst du dich daran, dass wir mal diese Punkte gesammelt haben?«, frage ich Samad und halte ihm die aufgeschlagene Seite hin. Mit zusammengekniffenen Augen guckt er kurz auf den Block in meiner Hand. »Nee, was ist das?« Ich denke nach, und plötzlich habe ich dunkel vor Augen, wie wir vor einiger Zeit, im Sommer 2020, darüber gesprochen haben, was wir uns gemeinsam vornehmen. Was uns wichtig ist. »Das muss kurz vor der Diagnose gewesen sein«, sage ich. Unsere Ziele. Immer und immer wieder gleitet mein Blick über die Buchstaben. »Wohnen« steht da als erster Punkt. »Immobilie finanziell möglich? Wie weit raus wäre okay?« Darunter steht: »Reisen. Fern oder nah? Erholung oder Abenteuer? Mexiko?« Bei »Kreativität« lache ich kurz auf. »Schreiben? Wo kann der Raum dafür entstehen?« Ich erinnere mich daran, dass wir mal darüber nachgedacht haben, gemeinsam etwas Kreatives zu machen. »Erholung« lese ich noch: »Was bedeutet das für uns? Natur? Kreativität? Meditation?«

Nach und nach lese ich Samad die Punkte vor. Dann blicke ich auf, zu ihm, der links von mir auf dem Sofa sitzt. »Ist das nicht irre?«, sage ich. »All das, was uns damals grob im Kopf herumgeschwirrt ist, haben wir, quasi unbeabsichtigt, in den letzten zwei Jahren verwirklicht!« Da kurz nachdem wir all das damals aufgeschrieben hatten, die Diagnose kam, hatten wir einfach keinen Gedanken mehr an diese Liste verschwendet. »Ist doch verrückt«, murmele ich. »Wir haben damals so lange theoretisch auf all diesen Themen herumgekaut, und plötzlich passiert all das automatisch. Weil ich 'ne Scheißkrebsdiagnose bekommen hab!« Ich starre immer noch fassungslos auf die Liste. Samad ist ziemlich müde, er nickt und wirkt ein wenig nachdenklich. In meinem Kopf wirbelt alles wie wild herum. Warum muss erst der Tod anklopfen, damit man seinen Träumen folgt? Aber gut, sich darüber zu freuen, dass wir all das geschafft haben, obwohl der Tod so laut anklopft, ist wohl besser. Ich klappe den Block zu und habe prompt vergessen, was ich eigentlich aufschreiben wollte.

# 13.
# Gemeinsam lachen

Samad.
KOMÖDIANTISCHES TRAUERSPIEL

Wie gut es wäre, wenn wir am Ende trotzdem lachen könnten. Trotz dieser großen Katastrophe, die wir gemeinsam durchschreiten. Wie in »Life of Brian« in der letzten Szene, du hängst am Kreuz und singst: »Always look on the bright side of life«, pfeifst die Melodie mit. Was bringt es, sich in Trauer zu verlieren? Ist es nicht eine große Komödie, dieses Leben? Vielleicht sogar eher ein komödiantisches Trauerspiel? Lieber lachen, wenn dir sonst nichts bleibt.

Das sagt sich so leicht und ist so unendlich schwer. Der Sommer 2023 kommt wieder, die warmen Tage kehren zurück. Du siehst, wie um dich herum alle fröhlicher werden. Und wir stehen wahrscheinlich vor dem letzten gemeinsamen Sommer. Mussten Dinge organisieren wie die letzte Ruhestätte, die Beerdigung, die Patientenverfügung. Immer wieder gelingt es uns, alles zu vergessen, wenn wir mit unserer Liste unterwegs sind. Können schlemmen und es auskosten, können tanzen gehen, Freunde treffen. Doch dann, wenn alles ruhiger wird, wenn wir kurz verschnaufen, dann kommt das Unheil mit geballter Wucht. Das ganze Paket, das wir gemeinsam tragen. Einfach lachen – wenn es so einfach wäre.

In Oranienburg hat die Saison begonnen. Alle richten ihre Gärten her. Die langen Wochenenden liegen vor uns. Wir haben viel geplant. Meinen Geburtstag auf einem Floß feiern, auf den Mecklenburger Seen paddeln. Eine Auszeit in der Uckermark über Pfingsten. Immer wieder auf die Baustelle, um zuzusehen, wie aus der Ruine etwas Neues entsteht. Die Sonne steht hoch am Himmel, die Biergärten sind offen und gefüllt. Und trotzdem liegt eine große Schwere auf dem Herzen. Das bleierne Gefühl des nahenden Endes. Wenn wir es doch nur weglächeln könnten. Wenn wir doch nur nicht am Leben hängen würden. Eine Liste für einen Sommer können wir noch machen.

Es fühlt sich etwa so an wie noch einmal im Auenland die frische Luft einatmen zu dürfen und dann aufbrechen zu müssen nach Mordor. Auch wenn du wie Frodo Beutlin wiederkehrst, bist du so gezeichnet und verwundet, dass du besser mit dem Schiff ins Land der Elbengötter fahren solltest – dort, wo du ohne Schmerzen und Krankheiten leben kannst. Zumindest in Tolkiens Welt, beim »Herrn der Ringe«.

Karo.

## VIEL GUTES, MITTENDRIN

Irgendwann ist für jeden von uns der Spaß vorbei. Doch nicht, solange wir am Leben sind. Denn in dieser Zeit können wir, zumindest zeitweise, ein Lachen hervorholen, ob ironisch, schwarzhumorig, herzlich laut oder leise verschmitzt. Im zweiten Band seines Werks »Die Welt als Wille und Vorstellung« hat der Philosoph Arthur Schopenhauer geschrieben: »Je mehr ein Mensch des ganzen Ernstes fähig ist, desto herzlicher kann er lachen.«* Hätte mir jemand vor vielen Jahren diesen Satz gesagt, hätte ich ihn womöglich nicht ganz verstanden. Oder nur erahnt, was damit gemeint ist. Oft speist sich Humor ja tatsächlich aus den Dingen, die eigentlich todernst sind. Und seien wir ehrlich, das Leben hat einiges an Tiefen zu bieten. Um sie auszuhalten, feiere ich Humor, eine positive Sichtweise und auch Hoffnung als wichtige, ja vielleicht sogar überlebenswichtige Helfer.

Ich muss zurückdenken an Samads 40. Geburtstag im Mai 2021. Nachdem am 19. April desselben Jahres ein paar sehr gute Ärzte in einer sechsstündigen Operation die riesige rechte Seite meiner Leber weggeschnitten haben, in der sich zwei Metastasen breitgemacht hatten, sitze ich nun, einen Monat danach, vor der leeren Geburtstagskarte, die ich für Samad mit schönen Worten schmücken möchte. Bloß keine Allgemeinplätze, aber auch nicht zu kitschig, grübele ich und kaue gedankenversunken sanft am oberen Ende meines Kugelschreibers. Die nächste Chemo steht mir kurz bevor, zwischendurch spüre ich immer mal wieder Nervosität aufflammen, dann der Versuch, bewusst zu atmen und die Zeit langsamer werden zu lassen. So, wie der verrückte Hutmacher es zu Alice gesagt hat. Stell dir vor, du könntest einfach an der Uhr herumdrehen, sie auf halb zwei stellen, und dann entscheiden, dass es so lang halb zwei bleiben könnte, wie du wolltest. Famos.

Ich lächle und setze den Stift auf Samads Geburtstagskarte an. Denke an die vielen Momente, die wir im All-

* Schopenhauer, Arthur: Die Welt als Wille und Vorstellung. F.A. Brockhaus, 1873. S. 108.

tag miteinander erleben. An den ersten Augenaufschlag am Morgen, wenn der Wecker klingelt und wir uns beide mit halb offenen Augen aneinanderkuscheln, im wohligen Wissen, dass wir so eng umschlungen noch ein wenig im Bett bleiben können. An die albernen Lieder, die wir gern umdichten, um uns gegenseitig mit Wortwitzen zu übertreffen. An unsere aus Spaß erfundene Figur, die wir in Anlehnung an Konfuzius liebevoll Nutzlosius nennen und der uns wertvolle Lebenstipps geben würde wie: »Iss das zweite Stück Torte«, oder: »Dreh dich im Bett noch einmal um.« ... »Ja, das würde auch Nutzlosius sagen!«, sagt einer von uns gern zum anderen, und gemeinsam lachen wir über diesen Gegenpol der weisen Worte. Ich denke an Samads feste Umarmungen, die mich halten, sobald ich neue Infos meiner Ärzte bekomme, die ich erst einordnen muss. An seine dunkelbraunen Augen, die mich manchmal so aufrichtig besorgt anblicken, um zu fragen, ob bei mir alles okay ist. An seine stützenden Arme, als ich etwa einmal im Schnee als Chemo-Nebenwirkung krampfende Finger und Füße bekommen habe und die letzten Meter nach Hause nicht mehr allein geschafft habe. An die Extraschlagsahne, die er während meiner Heißhungerphasen für mich einkauft und mit einem Lächeln in meine Richtung aus der Einkaufstüte zieht. An die Stunden, die er im Krankenhaus verbringt, um während der Chemotherapien oder nach den Operationen bei mir zu sein – weit über die offiziellen Besuchszeiten hinaus, bis er sich mit charmantem Blick an den Pflegekräften vorbei hinausschleicht in die Dunkelheit.

Herrje, klingt alles etwas kitschig, das kann ich so nicht aufschreiben. Ich entscheide mich für eine einfache Variante: »Mein liebster Großgrundbesitzer, krass, heute wirst du 40! Zu deinem Ehrentag wünsche ich dir natürlich nur die schönsten, besten, verrücktesten, wärmsten, sonnigsten und kulinarisch anspruchsvollsten Dinge! Ganz viel Glück, Gelassenheit, Freude und natürlich Gesundheit. Das letzte Jahr war ganz schön turbulent und ich bin immer wieder aufs Neue erstaunt über deine Liebe, Geduld, Fröhlichkeit, Belastbarkeit. Hab dich mehr als lieb und wünsche dir heute einen zauberhaften Geburtstag – und ein crazy gutes neues Lebensjahr. Deine Karo«

Zu seinem Geburtstag backe ich meine erste Erdbeertorte. Wir schauen uns an und lachen, weil wir mit Krümeln übersät sind und der Kuchen durch den vielen Pudding aus der Form gerät. Vielleicht braucht man gar keine Worte auf Geburtstagskarten, nur genügend Kuchen und die Fähigkeit, miteinander und über sich selbst zu lachen.

Samad.

## DAS LEID MEISTERN

Irgendeine höhere Macht hat uns zusammen auf diese Reise geschickt, hat uns vorher nicht gesagt, dass wir es nicht schaffen werden. Dass es nicht gut ausgehen wird. Aber wir haben es zusammen gemeistert, so gut wir können. Das Leid war unvorstellbar groß auf diesem Weg. Karo ist durch alle Nebenwirkungen, Entzündungen von Haut, Augen und Nägeln durchgegangen. Oft hat sie mit so stoischer Gutmütigkeit ihre Wunden geleckt, ist nicht in Selbstmitleid und Wut versunken.

Und immer wieder nagen die Fragen. Warum denkt sich die Natur eine so intelligente Krankheit aus? Welchen Sinn kann es machen, seinen Wirt zu vernichten? Karo ist der letzte Mensch auf dieser Welt, der Krebs verdient hat. Es gibt so viele Arschlöcher. Warum sie? Die schmerzhafteste aller Fragen, warum sie? Warum in diesem Alter? Karo hat es angenommen, ist durch Entzündungen und Hautprobleme durchgegangen. Durch all diesen Schmerz. Immer wieder fährt sie zu ihren Behandlungen. Erzählt mir hinterher von der sozialen Ordnung in der Klinik. Man muss früh da sein, um sich einen guten Platz zu sichern. Dann die Schwestern im Auge behalten, die können auch schon mal eine wichtige Zutat vergessen. Dann durchlaufen lassen. Dann schauen, was es mit einem macht.

Und nicht nur das eigene Leid hat sie gemeistert, diese wahnsinnige Leistung, nicht alle um sich herum zu Kleinholz zu verarbeiten, weil es ihnen nicht so schlecht geht wie ihr. Darüber hinaus noch das Tragen. Das Tragen von allen. Familie, Freunde. Sie beruhigt, beschwichtigt. Wie kann jemand in dieser Situation so positiv sein?

Sie ist nicht aggressiv und wütend, aber auch nicht hoffnungslos und leidend. Sie nimmt sich alles, was ihr in dieser Situation zusteht. All das, was ihr das Leben versprochen hatte. Etwas schneller. Und bleibt oben, reitet diesen unglaublichen Trip, schafft es am Ende ernsthaft, sich die Frage zu stellen, ob eine Akzeptanz nicht möglich ist – und es leichter macht.

Klar, natürlich macht Akzeptanz es leichter. Aber darüber nachzudenken, während wir die heißen Höllenpforten passieren müssen – dafür braucht es schon übermenschliche Kräfte.

Ich erinnere mich an einen weiteren Winter. Die Chemo hat mir wieder ordentlich rote Flecken und trockene Hautstellen beschert, noch dazu spüre ich täglich neue Entzündungen im Mund und hoffe, dass mir weiterhin das Essen möglich sein wird. Ich male, um mich abzulenken. Draußen tobt fettes Winterwetter, das Versprechen sibirischer Temperaturen wurde eingelöst, und so recht traue ich mich mit meiner kribbelnden Nase und den tauben Fingern und Füßen – bedingt durch Polyneuropathie, einer Nebenwirkung der Chemotherapie – nicht nach draußen in den Schneesturm.

Im Laufe der letzten vier Monate habe ich irgendwann aufgehört, die zig Rechnungen für die Apotheke aufzuaddieren. Noch nie in meinem Leben hatte ich so viele Medikamente im Schränkchen, um für alle Eventualitäten gewappnet zu sein. Es geht mir ja oft wirklich so erstaunlich gut, da will ich gar nicht meckern. Ein Lob auf meinen fitten Körper, der so vieles so gut wegsteckt, was ich ihm gerade in Form von flüssiger Chemikalienzufuhr antue. Aber natürlich gibt es auch die anderen Tage, an denen ich im Bad auf einmal bemerke, wie an meiner Hüfte plötzlich Haut herunterrieselt. Huch, wann hat das denn angefangen? Manche Wehwehchen schleichen sich so unmerklich an, dass man sie in ihrer Entstehung prompt nicht entdeckt hat. Wunde Stellen im Mund lösen schuppige Stellen im Gesicht ab, an einem Tag fällt mir plötzlich auf, dass meine Fußnägel nicht mehr so recht an der Nagelhaut haften bleiben wollen und fröhlich kleine Entzündungen verteilen, und winzige Risse in den Hacken bringen mich dazu, wie eine unbegabte

Tangotänzerin vermehrt auf Zehenspitzen durch die Wohnung zu hüpfen, um die Fersen zu entlasten.

Es ist Ende Januar, die neunte Chemo steht an und ich lege grünen Nagellack auf. Ein Ritual, das ich lange Zeit durchhalte: Zu jedem Therapiezyklus male ich meine Nägel in einer anderen Farbe an. Meine persönliche Art, dem Krebs den Kampf anzusagen. Inzwischen quillt mein Schrank im Bad über von kleinen Nagellackfläschchen, und da die Chemozyklen einfach kein Ende nehmen, nutze ich irgendwann alle Farben mehrfach.

Meine Blutwerte sind so lala, trotzdem wird die Chemo gemacht, ich bestehe drauf und kann die Ärzte überzeugen. Prompt entzündet sich mein linkes Auge und auf die antibiotische Creme reagiere ich zu allem Überfluss allergisch und sehe aus, als hätte ich einen schweren Boxkampf hinter mir. Fortan also gänzlich ungeschminkt, mit Cortisonsalbe und großer Brille unterwegs, warum nicht. Auf Instagram preisen zig Frauen den neuesten Trend an: Statt Augenringe zu überdecken, ist es plötzlich in, sich kleine Schatten unter den Augen absichtlich zu schminken. Ich lache kurz auf, als ich entsprechende Videos sehe. Ha! Mein Look ist total angesagt. Augenringe kann ich auch ohne dunkle Schminke.

Nichtsdestotrotz bin ich erstaunt darüber, was sich mein Körper alles einfallen lässt, um mich vor neue Herausforderungen zu stellen. Ich laufe häufig mit in den Nacken gelegtem Kopf an Samad vorbei, weil ich mal wieder mit irgendeiner antibakteriellen Spüllösung gurgele. Insgeheim sehne ich mich nach einem Zahnarztbesuch und einer professionellen Zahnreinigung, denn ich habe das Gefühl, einige Zähne verfärben sich schon vor lauter Salbeispülungen. Als ich eines Abends glänzend vor lauter Cremes im Gesicht und am Körper zu ihm ins Bett schlittere, stimmt Samad mit Blick auf meine Haut den Song von »Batman« an – doch statt »De de de de de de – de de de de de de – Batman!« singt er: »De de de de de de – de de de de de de – Fettcreme!« Nur so, mit Humor, übersteht man so was wohl gut, und oft bin ich froh, jemanden an meiner Seite zu wissen, der mit mir gemeinsam in diesen Zeiten lacht.

### Samad.
### FASZINATION FÜR DAS LEBEN

Auch mir fallen solche Szenen ein, wenn ich aus dem sommerlichen Garten zurückschaue, auf unsere Reise. Karo sitzt auf dem Bett am Abend, alle Rituale sind begangen, die Füße gecremt, die Zähne geputzt, alle albernen Lieder des Tages gesungen. Sie sitzt dort in der Gestalt ihrer eigentlichen Persönlichkeit, ihres Kernes. Bei uns allen bildet sich dieser Kern in der Kindheit heraus. Dort, wo wir noch nicht ganz die Regeln unserer Kultur internalisiert haben, dort, wo wir noch weitgehend frei waren, dort, wo eine neue Seele leuchtet, bevor Taktiken und Ängste in Fleisch und Blut übergegangen sind.

Sie erinnert mich an eine Comicfigur, wie Mafalda, aber die meine ich nicht. Ein Mädchen mit kurzem lockigem Haar, blond. Mit Brille. Verträumt und sympathisch tollpatschig. Voller Faszination für das Leben und die kleinen Wunder. Im Grunde des Herzens völlig gut und liebevoll wie kaum ein anderer Mensch. Mit diesem Bild von Karo schlafe ich ein.

Am nächsten Tag gehen wir spazieren im Wald, wir stehen am Rande eines kleinen Sees, der zu Teilen zugefroren ist. Enten schrecken auf und schnattern wild. Ein alter Steg führt in den See hinein, ein einsames Haus steht idyllisch an der Seite. Ein traumhaftes Szenario. Die Natur gibt den Takt vor, komponiert das große Ganze und der Mensch fügt sich nur am Rande ein. Wir witzeln hin und her. Nutzlosius hätte seine Freude. Was sind die nutzlosesten Wörter der Welt? Disziplin, Ehrgeiz. Schallendes Gelächter im Wald, am See, am Sonntag. Gemeinsam lachen ist das Beste, was uns bleibt in der Erinnerung.

Karo.

## WER LACHT, LEBT IM HIER UND JETZT

Im Februar 2023 erwischt mich eine dicke Erkältung. Kurz zuvor haben wir in einem weiteren CT-Termin erfahren, dass es gar nicht gut aussieht mit meinen Metastasen. Obwohl wir das ja schon gewohnt sind, haut es einen immer und immer wieder um. Weil es einem die Endlichkeit erneut so brutal vor Augen führt. Als würde alles noch mal durchgeschüttelt werden, braucht man einen Moment, um sich zu fangen und auf Kurs zu kommen. Dass meine Erkältung es sich gerade dann gemütlich macht, empfinde ich als große Ungerechtigkeit. Mein Kopf ist dicht, ich kann nicht denken. Samad ist überfordert, wir beide kommen aus der schlechten Laune nicht heraus, weil niemand es schafft, den Anfang zu machen für einen guten Gedanken, den wir jetzt brauchen. Irgendwann liege ich völlig geplättet, mit Fieber, dickem Kopf und Muskelschmerzen in den Armen, neben Samad auf dem Sofa. Er zappt durchs Fernsehprogramm, und plötzlich hält er bei einer dieser fürchterlichen Karnevalssitzungen an. Meine Arme tun so weh, ich kann mich nicht bewegen, die Muskelschmerzen sind eine Nebenwirkung meiner Immuntherapie und legen mich komplett lahm. Keine Chance also, ihm die Fernbedienung zu klauen. Er, der aus der Kölner Gegend kommt und Karneval liebt, versus ich, die aus dem Norden stammt, wo es in meiner Jugend am Rosenmontag immer schulfrei gab, damit bloß niemand auf die Idee kam, sich zu verkleiden und Unsinn zu machen. »He!«, sage ich, eingemummelt in meine Decke, unfähig, mich zu bewegen. »Du kannst doch jetzt nicht so was anmachen! Ein fieser Plan – jetzt, da ich mich nicht wehren kann, da schlägst du zu und machst das an. Nein! Was anderes!« Samad lächelt. Gefühlt zum ersten Mal seit Tagen. »Nein, nein, nein, das gucken wir jetzt schön gemeinsam«, sagt er und tätschelt meine Schulter. »Bitte nicht!«, sage ich betont empört. Und wir beide lachen über diesen absurden Kontrast, wie wir in unserem Elend liegen und sich ein Haufen Menschen seltsam verkleidet. Eine kleine Szene, doch für uns beide ein Einstieg, miteinander zu lachen, unsere Hände ineinanderzufalten und tief durchzuatmen. Manchmal braucht es dann doch Karneval, um Menschen zusammenzuführen. Ich seufze und bin froh, dass wir es wieder mal schaffen, dem Ernst und den fiesen Momenten des Lebens etwas entgegenzusetzen. Und sei es nur ein doofes Alaaf.

Was uns im Leben bleibt – egal, in welcher Situation wir uns befinden, ob wir alt oder jung sind, gesund oder krank –, ist das Er-Leben mit anderen. Die Fähigkeit, gemeinsam Augenblicke zu genießen und zu lachen – denn das ist es, was uns mit anderen im Moment fesselt, ganz und gar. Im Dezember 2021, kurz nach meinem Weihnachtsessen mit Samad, meiner Lungen-OP und der Zusage für das vielversprechende Medikament, kam mein jüngster Neffe mit ausgebreiteten Armen auf mich zu. Wegen meiner OP-Wunde an der linken Seite sagte er: »Ich drücke dich nicht doll, dafür aber ganz lange.« Abends holte mein Vater einen Crémant aus dem Keller. Meine Eltern, meine Schwestern, meine Schwager, meine Neffen und Nichten waren da. Gemeinsam stießen wir an. »Auf die Krankenkasse«, sagten wir, wegen der Kostenübernahme, und lachten. Wer lacht, denkt nicht ans Planen, an Sorgen, an Zweifel – so wie Samad und ich damals. Wer lacht, lebt im Hier und Jetzt. Mit anderen, die dieses Hier und Jetzt teilen.

Und so komme ich Samad durch Lachen und auch durch Weinen in diesen Zeiten so nah, wie ich es vor zwei Jahren nie für möglich gehalten hätte.

An heißen Tagen im Sommer laufen wir nackt durch unseren Garten, schauen uns betont verschämt um, während wir nacheinander in den kleinen Pool steigen, lächeln uns an. Rücken später am Abend auf der kleinen Veranda bei einem Glas Rosé eng aneinander, um die letzten Sonnenstrahlen des Tages auf unseren Nasenspitzen zu fühlen, während wir über die französischen Weingüter fachsimpeln, als wüssten wir, was uns die Etiketts zu sagen haben. Denkt einer von uns an mit Käse überbackene Leckereien, schauen wir uns breit grinsend an und sagen gleichzeitig, lang gezogen wie die geschmolzenen gelben Streifen: »Käääääseee …« – so wie die dicke Maus Samson aus der Zeichentrickserie »Chip und Chap«, die beim Geruch von Käse willenlos wird –, und fangen dabei jedes Mal an zu lachen.

# Epilog

Samad.
## WOHIN FÜHRT DIE ODYSSEE?

Kann eine Liste irgendwann so »abgearbeitet« sein, dass man bereit ist, zu gehen? Vielleicht, wenn du ganz alt wirst und ein langes, erfülltes Leben hattest. In jüngeren Jahren ist es einfach nicht realistisch, bereit zu sein. Wieso sollte man, wenn das halbe Leben theoretisch noch vor einem liegt? Trotzdem musst du mit deiner Liste Frieden schließen, wenn dir keine andere Wahl bleibt. Wie kann das gelingen?

Acht Wochen nach unserer Rückkehr aus Mexiko fahren wir erneut zum Flughafen. Die Regionalbahn ist voll, aber nicht überfüllt. Alle Masken sind gefallen. Nur noch ganz vereinzelt verdeckt das mittlerweile vertraute Stück Zelluloid Nasen und Münder.

Wir freuen uns auf den BER, nach mehreren guten Erfahrungen. Die Holzoptik im Inneren wirkt beruhigend und bisher kamen wir jedes Mal schnell durch und konnten noch ein Kölsch in der Ständigen Vertretung trinken, mit Blick auf Adenauer und Charles de Gaulle.

Diesmal werden wir gleich am Ende der Rolltreppe zu einem anderen Terminal geschickt. Wir ziehen die kleinen Koffer über Asphalt, 750 Meter sagt das Schild. Erinnerungen an Schönefeld. Das Billigflieger-Terminal wurde in Betrieb genommen, wie wir bald darauf erfahren. Die Gepäckaufgabe ist gleich außer Gefecht, kein Band läuft. Die Technik streikt. Ratlose Gesichter beim Personal. Als die Koffer dann doch ihren Weg gefunden haben, warten wir eine halbe Ewigkeit in der Schlange vor der Sicherheitskontrolle. Am Ende gibt es nicht mal eine Ständige Vertretung, sondern nur Currywurst und Pommes. Auch gut.

Der gelbe Flieger ist prall gefüllt, keine drei Stunden später landen wir in Thessaloniki. 2019 waren wir schon mal hier, im Sommerurlaub. Auf Skiathos, recht unbeschwert am Strand, zwar die alten Themen im Gepäck. Vom Krebs wussten wir aber noch nichts, obwohl er längst da gewesen sein muss.

Mit dem kleinen Mietwagen geht's vom Flughafen in Richtung Chalkidiki, einer Halbinsel, die aus drei »Fingern« besteht, die tief ins Meer ragen. Wir dürfen die Wohnung einer guten Freundin hüten. Entlang der Straße Olivenbäume, wohin das Auge blickt. Die Wohnung ist frisch renoviert worden. Innen ganz in Weiß gehalten mit hellem Holzfußboden in den Schlafzimmern und Kacheln in Wohn- und Esszimmer. Traumhaft schön und geschmackvoll eingerichtet. Vom Balkon aus können wir im Süden das Meer sehen, Richtung Norden geht es hoch hinauf in die Berge.

Neben den Oliven ist Honig hier das zweite Hauptprodukt. Wahrscheinlich toppt der Tourismus beide in Sachen Umsatz, aber noch ist Vorsaison. Alles ganz gemütlich und ruhig. Die Restaurant- und Barbesitzer fangen an, ihre Läden herzurichten, es wird gestrichen und geschraubt. Die kleine Stadt ist gut ausgestattet mit Supermärkten und Gyros-Spießen.

Wir sind hier, um dieses Buch zu schreiben. Und dieses Buch handelt von einer Liste. Eine Liste, die wir aufgestellt haben für die Zeit, die uns gemeinsam bleibt. Ist es Zeit für ein Fazit? Seit der Diagnose im Sommer 2020 sind zwei Jahre und ein halbes vergangen. Geprägt von Kampf, aber auch vom guten Leben. Es ist jetzt schon mehr Zeit vergangen, als die Realisten Karo damals gegeben hätten. Wann kann man sagen, jetzt ist es gut?

Wir gehen unten an der Promenade spazieren, fahren mit dem Auto einmal um die fingerartige Landzunge auf der kurvigen Küstenstraße. Eine tolle Motorradstrecke, denke ich. Wir sitzen am Strand und schauen auf die Berge von Athos, die auf der benachbarten Halbinsel liegen. Dort leben Mönche, Frauen dürfen das Kloster offiziell nicht betreten. Karo hatte darüber vor Jahren einen Artikel geschrieben. Da hatten wir uns gerade kennengelernt. Wir essen Fisch am Abend, trinken griechische Biere.

Wann kann es gut sein? Wahrscheinlich ist keine Frage schwieriger zu beantworten als diese. Der Garten ist gekommen als Geschenk des Schlossgottes. Viele, viele schöne Stunden hatten wir dort in unserem kleinen Paradies. Erholung vom Kampf, das gute Leben trotz Krankheit. Wir sind in eine Uckermark-Ruine eingestiegen und bauen an einem Zukunftspotenzial, verwandeln ein altes Gutshaus am See in eine Herberge für Kreativität und Entspannung. Wir waren mit dem Krebs und einer kaputten Wade in Kroatien, im windigen Zadar. Waren in der Toskana bei Anna und Aslan, in Paris bei Placebo, James und Sofie. Wir waren in Mexiko auf einer Traumreise. Jetzt sind wir in Griechenland, schreiben über unsere Bucketlist.

Wann kann es gut sein? Karo hat geschrieben: ein Sommer noch, ihr letzter Wunsch. Das wäre fein. Ein Sommer noch, kann es dann gut sein? Das kann es nicht, aber vielleicht muss es das.

Wir spazieren am Vormittag in einer kleinen Bucht. Das Wasser ist türkis durchsetzt, meistens aber tiefblau. Die Felsen wurden glatt gespült von unzähligen Wellen. Wie viele Jahre hat das gedauert? Ich stehe auf den warmen Steinen, barfuß, schaue aufs Meer und in den Himmel. Ein kleines rotes Holzboot liegt verlassen am Strand. Vielleicht wäre es schön, am Ende damit rauszufahren. Wenn es Zeit wird, zu gehen, auf den sanften Wellen zu sitzen in dieser Nussschale. Noch mal in den Himmel zu schauen, auf das Wasser, in die Sonne. Dann die Pille zu nehmen. Das Letzte, was wir sehen, ist Licht.

Was hätten wir noch erwarten können, wenn wir nicht diese Liste hätten machen müssen? Ein gemeinsames Kind, das Leid der blanken Nerven und die Elternfreuden. Viele Sommerurlaube. Neue Jobs, neue Aufgaben. Eine neue Wohnung. Viele Stunden, Tage und Wochen in der Uckermark am See. Oder wäre die Ruine nie unsere geworden ohne Krankheit? Segeln in griechischen Gewässern. Vielleicht später ein Häuschen im Süden. Vielleicht. Vielleicht hätten wir niemals gemeinsam geschrieben.

Ist es einfacher, wenn wir mit 80 gemeinsam auf einer Bank sitzen und wissen, dass einer bald gehen muss? Ja, wahrscheinlich ist es leichter, seinen Frieden damit zu machen. Dass dies eben das Leben ist. Dass wir hoffentlich das Beste draus gemacht haben, gemeinsam. Dass wir verschont geblieben sind von den großen Katastrophen. Und wenn dich das Unglück nicht verschont, kannst du deinen Frieden machen mit der Liste?

Ich denke, Frieden ist zu viel verlangt. Akzeptanz möglicherweise. Die Perspektive ändern, hin zu der Intensität, die in allen Punkten der Liste steckt. Dankbar sein für all diese guten und schlechten Momente, an die du dich für immer erinnern wirst. Solange du lebst.

Und trotzdem kommst du vielleicht nie wieder ganz zurück von einer solchen Reise, auch wenn du nicht derjenige bist, der geht.

Karo.
DER SINN

Welche Erwartungen haben wir an das Leben? Gehen wir davon aus, dass sich am Ende alles fügt, dass Schlecht und Recht sich unterm Strich die Waage halten? Wer mal mehr Pech hat, hat später dafür irgendwann viel Glück? Ich gebe zu, ein Teil von mir hat sich das früher mal so vorgestellt. Vielleicht auch ein wenig dieser christliche Gedanke: Wer sich anstrengt im Leben, der wird belohnt. Dabei bin ich nicht mal mehr in der Kirche.

Wer so jung einen so aggressiven Krebs bekommt, glaubt erst mal an gar nichts mehr. Gerechtigkeit? Kein Konzept von Gott. Oder vom Universum. Immer wieder kommt auch Wut in einem hoch, wenn man sich vor Augen führt, so etwas nicht verdient zu haben. Niemand hat das. Damit einen Umgang zu finden fällt schwer. Da Wut aber kein Zustand ist, von dem ich profitiere, übe ich mich immer und immer wieder in Akzeptanz. Versuche mich von dem Gedanken an ein System oder gar einen höheren Sinn zu verabschieden.

Natürlich fragt man sich, ob man seinem Körper durch Stresshormone zu viel zugemutet hat. Doch das allein kann nicht der Grund sein. Genetik ist im Zweifel stärker.

Wir sind gemeinsam aufgebrochen zu dieser Odyssee, von der wir vorher nicht wussten, wohin sie uns führen wird. Wie passend, dass sie uns zumindest auch nach

Griechenland bringt, vorbei am Olymp, um dort einen Teil dieses Buches zu schreiben. Vor Jahren war ich mit meiner Familie in Griechenland zum Segeln. Auch an der Insel Ithaka sind wir damals vorbeigekommen, der mythischen Heimat von Homers Odysseus. Nun kehre ich zurück in dieses Land, mit Samad. Gezeichnet von all dem, was wir erlebt haben.

Was lernen wir aus den großen Geschichten, in denen ein Held aufbricht und am Ende mit neuen Erfahrungen nach Hause zurückkehrt? Voltaires Protagonist Candide etwa, der in die Welt hinausgeht – im Glauben daran, dass alles, was die Menschen erleben, von Gott gewollt sei. Auf der Suche nach »der besten aller Welten« begegnen ihm Leid, Übel und allerlei Krankheiten. Voltaire greift das historische Erdbeben in Lissabon von 1755 auf, bei dem die Kirchen der Stadt zerstört wurden, wohingegen die Bordelle im Vergnügungsviertel verschont geblieben waren. Was bedeutet das: Gerechtigkeit? Höherer Sinn? Glaube?

Am Ende kehrt Candide zurück, und wir lesen seine Conclusio: »Il faut cultiver notre jardin« – »Wir müssen unseren Garten bestellen«. Sich nicht auf Gott verlassen oder auf das Schicksal hoffen. Sondern bei sich selbst anfangen. Um damit letztendlich auch die Welt zu verändern.

Zum Schluss unserer Odyssee sitzen wir also, ganz im Voltaire'schen Sinne, in unserem Garten, für die letzten Zeilen dieses Buches. Die Sonne beginnt langsam, uns zu wärmen in diesem Frühling, der vielleicht mein letzter sein wird. Plötzlich fliegt ein Vogel vorbei, setzt sich auf eines der hohen Holzgitter im Beet, das vor roten und gelben Tulpen leuchtet. Ein großes Exemplar, das ich noch nie von so nah gesehen habe, gräulich mit rotem

Kopf, edel. Kurz verweilt er, ich meine fast, er blickt mich an. Vielleicht können wir nicht mehr vom Leben erwarten. Das ist es, genau das. Ich schließe die Augen, spüre die Wärme und den leichten Wind auf meinen Wangen. Den Sinn nicht in einer höheren Macht vermuten, einem System, das jedes Einzelschicksal berücksichtigt. Nicht im Außen suchen. Sondern tief in mir. Mit einer Ruhe, die mir sagt: Alles, in der Welt da draußen und tief in mir, gehört irgendwie zusammen und geht ewig weiter. Und wird gut sein. Auch nach dem Tod. Für uns alle.

Was ich jetzt tun kann, ist, das zu genießen, was mir bleibt. Meinem Körper so viel Ruhe zu gönnen, wie er braucht. Die guten Dinge zu sehen und zu tun. Gemeinsam, solange es geht. Und wenn diese Dinge nur Kleinigkeiten sind, die mich glücklich machen. Kein Stress mit großen Punkten auf einer Bucketlist, die ich abarbeiten muss, sondern einfach meinem Bauchgefühl folgen. Ohne Erwartungen, wie etwas zu sein hat. So lange, wie mir dafür Zeit bleibt.

## Danke

*Wir sind dankbar.*
*Für unsere Familien, die uns mit all ihrer Kraft unterstützen.*
*Für jene Freundschaften, die immer intensiver werden.*
*Für jene Ärztinnen und Ärzte, die den Menschen als Ganzes sehen.*
*Für jeden Moment.*

YUSRA MARDINI

# Butterfly

Das Mädchen, das ein Flüchtlingsboot rettete
und Olympia-Schwimmerin wurde

***Die inspirierende Geschichte eines mutigen Mädchens mit einem großen Traum***

Mit siebzehn flieht die Schwimmerin Yusra Mardini vor dem syrischen Bürgerkrieg über die Ägäis nach Europa. Als das Flüchtlingsboot mitten auf dem Meer zu sinken droht, springt sie ins Wasser und zieht es gemeinsam mit ihrer Schwester Sara an Land. Alle zwanzig Menschen an Bord überleben.
In Berlin fängt Yusra schließlich wieder an zu trainieren, denn seit ihrer Kindheit hat sie ein großes Ziel: einmal bei den Olympischen Spielen auf dem Startblock stehen.

»Yusra Mardini ist ein Beispiel dafür, wie junge Flüchtlinge wieder beginnen können, von einer besseren Zukunft zu träumen. Danke, Yusra, dass du ein Vorbild bist und andere inspirierst.«

*Frank-Walter Steinmeier als Bundesaußenminister*

»Yusra, wir sind mehr als stolz auf dich – mit deinem Mut und deinem Kampfgeist setzt du ein großartiges Beispiel für junge Menschen überall auf der Welt.«

*Barack Obama*

KNAUR

TEUN TOEBES

# Der Einundzwanzigjährige, der freiwillig in ein Pflegeheim zog und von seinen Mitbewohnern mit Demenz lernte, was Menschlichkeit bedeutet

***Wie lebt es sich als alter Mensch im Pflegeheim?***

Teun Toebes, 21, gelernter Altenpfleger, will es genauer verstehen. Er zieht kurzerhand dort ein und wohnt bis heute Tür an Tür zusammen mit Alten und Dementen. Wunderbare Freundschaften gewinnt er dabei, aber auch Innenansichten aus dem Alltagsleben im Heim. Allmählich entsteht in Teun Toebes eine Vision, wie wir besser mit Menschen umgehen, die an Demenz erkrankt sind, und ihnen ein besseres Leben ermöglichen könnten. Denn eines Tages werden wir womöglich selbst betroffen sein.

»Die Leidenschaft und Liebe, mit der Teun Toebes über die Pflege alter Menschen spricht, ist herzerwärmend.«
*Mark Rutte, Ministerpräsident der Niederlande.*

»... der Niederländer Teun Toebes (beschreibt) bewegend und entschlossen, was sich ändern muss an unserem Umgang mit Dementen, nicht nur in Holland. Wir schicken ein Exemplar an den Gesundheitsminister.« *STERN*

KNAUR